本書を使うみなさまへ

こんな経験はありませんか？

　　少し頭痛がする程度で発熱などの症状はないが、何となく体調がすぐれないので近くの
クリニックに行く。受付を済ませて待っている間に看護師が来て、「どうしましたか？」
と尋ねる。「頭痛が…」と返事をしたが、忙しいのか、他の患者が気になるのか、目を合
わせることもなく、「じゃあ、名前を呼ばれるまで待っていてください」と言って診察室
に入っていく。声をかけられて安心したが、本当に気にかけてもらっている、という気
持ちにはならない。

　この状況に加えて、看護師との間に言葉や文化の「壁」があるとしたら、この患者はもっ
と心細いでしょう。これが、グローバル化の「一コマ」です。観光、留学、就業などの
目的で日本へ、また日本から海外に出かけ長期間滞在、ということは珍しくなくなりま
した。看護・医療を効果的に提供する／受けるには医療者、患者ともに言語運用能力が
求められます。

　また、コミュニケーションという言葉がいたるところで使われ、「コミュ力」と俗に呼
ばれている力は友人や恋人との関係、就職活動、家庭、職場での人間関係で毎日のよ
うに話題にされているでしょう。

　英語と看護コミュニケーションについて考え、その実践力の習得、向上を目指すのが
本書の目的です。検査や診察、投薬、手術など専門性の高い語彙や、緊急性を帯びた
表現の代わりに、看護師として病気やケガで悩み困っている人とどう接するべきか、行
動の下支えとしての「態度・姿勢」を主要な話題として取り上げます。

　命、健康、生活の質など、かけがえのない話題について患者との情報、知識、感情
の共有を目的とするコミュニケーションですから、口先だけの表現や、上手なやり取り
の「コツ」を学んでも持続性や患者との真の理解や信頼にはつながりません。そこで本
書は、看護にとどまらず日常の場面に生かせるよう、それぞれのレッスンを以下のよう
に組み立てました。

1 Dialogue

ケアを必要とする人との関わり合いにおいて求められる簡単な会話の例を学びます。

2 Useful Expressions to ...

伝え方に一つの正解はないので、いろいろな表現を学びます。

3 Listening & Substitution Practice

聴く能力は重要です。また、少し表現を変えるだけで微妙に異なる、あるいは大きく異なる気持ちを表現できます。

4 Lecture

看護における人と人との交わりをコミュニケーション学の観点から考えます。

5 非言語面について

言語と同様に重要な非言語についても考えましょう。

6 自由会話の練習

看護で使える表現を、日常生活に応用して学びます。

▶ **Vocabulary**

看護の場面で欠かせない語彙を紹介します。

本書の編集、出版にあたっては、松柏社の森有紀子副社長に多くの励ましと、ご支援をいただきました。ありがとうございます。

これはコミュニケーション学、医療通訳を専門に研究する二人の共著です。「普通の」看護英語とは少し違った角度から看護コミュニケーションを考える機会となることを願います。*Care to Communicate, Communicate to Care* には「心がけてコミュニケーションしよう、そしてケアするコミュニケーションを」という気持ちを込めました。

CONTENTS

Communicate to Care

ショッピングセンターで気分が悪そうにベンチに座っている
外国人を見かけたら

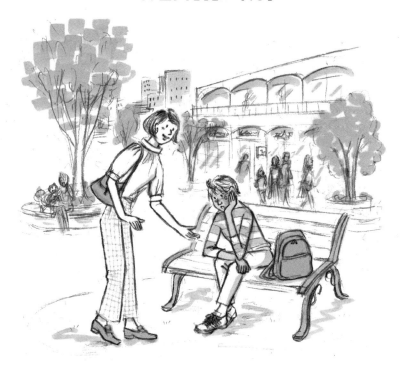

1 Dialogue

Audio 02

次の会話をパートナーと練習してみましょう。

A. あなた：<u>Need some help?</u>

B. 相　手：Oh, thank you. That'll be great.

C. あなた：What seems to be the problem?

D. 相　手：I'm not sure, but I feel dizzy all of a sudden.

E. あなた：Are you on any medication?

F. 相　手：No, but I took some cold medicine this morning.

G. あなた：That may be it. I can show you where the nearest clinic is.
I'm actually a nurse there.

H. 相　手：That's great. I feel better already!

2 Useful Expressions to Show Your Concern

Need some help? の別の言い方を練習しましょう。

a. Are you all right?

☞「だいじょうぶですか?」と、とりあえず困っている様子の人に声をかけることができます。

b. Do you need some help?

☞ Need some help? の前にDo youをつけて文法上「正式な」文にすると、さらにていねいさが伝わります。

c. Do you want me to give you a hand?

☞ give you helpと同じですが、「手を貸す」という気持ちが伝わります。荷物を運んだり、何かを作ったりするのを手伝う、という意味でも使えます。

d. Can I help you?

☞「助けが必要かわからないけど、ひょっとしたら」と迷った時に使える一般的な表現です。

e. What's the matter?

☞ 文字通り「どうしたんだ?」という表現なので、体調だけではなく、変な行動をする相手に対して、最後にwith youをつけると「何やってんだ!」という強い気持ちを表すので、使い方には注意が必要です。

3 Listening & Substitution Practice   Audio 03

音声を聞いて空所を埋め、〈**1** Dialogue〉の代わりとなる表現を学びましょう。それぞれ〈**1** Dialogue〉のA～Hに対応しています。正しい表現は一つではありません。

A. _____ _____ _____ _____

_____ _____ _____? と言うともう少して

いねいな言い方になります。

☞ とりあえずAre you all right? や、You look like you need some help. といった表現も喜ばれるでしょう。

B. 助けの必要がなければ _____, _____ _____.

と相手から返ってくるはず。その後、That's nice of you. とかYou are so kind. などと続けて、気にかけてくれたことに感謝の言葉も付け足されるかも。

C. _____ _____ _____

_____? や、_____ _____

_____ _____? などでも

「助けが必要か」という気持ちは十分に伝わります。

D. ここでは dizzy「めまいがする」ですが、「頭が痛い」は _____

_____ _____ _____.「腹痛」だと

stomachache、「吐き気がする」は I feel nauseous. と言います。

E. Did you eat anything unusual? だと「何か変わったもの食べました？」と尋ねることができ

ます。他にたとえば熱とか、痛みとか、しびれなどの症状はないか尋ねるなら ➔

Do you have any other _____ _____

_____ _____, _____,

_____?

F. 「頭痛薬」は a pill for my headache。そのほか、「血圧の薬を飲んでいる」は

I am _____ _____ _____ _____

_____ _____. と言います。

G. 急を要する場合は、_____ _____ _____

_____ _____ for you.「救急車を呼ぶ」、家族か誰かに来

てもらうことを提案するのであれば ➔ Is there anyone I can call for help?

H. Thank you so much. _____ _____ _____

_____ _____.（「そうしてもらえると助かる」）

英文を読んで、下記の質問文に対して適切な答えを選びましょう。

「助ける」（ケアする）

We all communicate! More importantly we communicate for some purpose. One particularly important purpose for communication in a nursing situation is to show the patients that you are there and ready to care for them. Nurses along with all the other medical staff are identified as "health care providers," indicating that they are professionals to provide 5 care for those who need it. No matter how knowledgeable and experienced the nurses may be, if they cannot communicate to show how they care about their patients, they are of no help. The dialog in this lesson has shown that you are willing and able to care for the person who appears to be sick at a public place. It takes some courage to speak to a stranger who 10 looks to be a foreign visitor, but you did speak up! The person at the bench is very happy to know you are there to help. You have done an excellent job!

Comprehension Check

1. What is the most important purpose for communication in a nursing situation?
   a. To identify who is professional and who is not.
   b. To let the patients know that they too need to be knowledgeable about nursing.
   c. To show the patients that the nurses are ready to care for them.

2. In addition to the knowledge and experience, what do the nurses need to care for the patients?
   a. Showing genuine attitudes to look after the patients.
   b. Encouragement from the public to speak up.
   c. Money and other incentives to help others.

5 非言語面について

口調

　人間のコミュニケーションは言語3に対して、非言語7で成り立っていると言われます。気持ちや情報を言葉で伝えるのと同じか、それ以上に身振り手振り、顔の表情、声の調子などの非言語メッセージは看護の場面で大きな働きをします。

　立っていられないくらいめまいがしている人が目の前にいるのであれば、最も気をつけたい非言語コミュニケーションは「口調」でしょう。ジェスチャーや顔の表情なども重要な非言語メッセージですが、この場合声が最も有効で、力強いメッセージを発してくれます。それだけに気持ちが口調や声の大きさ、高さ、話す速さに表れていないと、聞いているほうは「この人、親身になって私のことを気にかけてくれていないのでは」という気持ちになり、不信感さえ覚えるでしょう。非言語は言語よりも多くの意味を伝えるのです。

6 自由会話の練習 Audio 05

　看護の場面に限らず、友だちとあなたとの間でどちらかが何か困っている様子の時に、どのような言葉を、どのようにかけるのが有効なのか、日本語を示しているので、英語に置き換える練習をしましょう。その友だちとのこれまでの関係性や、あなたのその時の気持ちによっても表現の仕方は異なるので、答は一つではありません。「伝えたい」という姿勢・目標があれば何とか伝わる、という気持ちも大切です。

A：どうかしたの？　心配そうな顔してるけど。

　Is something wrong? You look upset.

B：うーん、ちょっとね。でもたいしたことないから心配しないで。

　_____

A：そう？　でも、話してみたらスッキリすることもあるから、話すだけ話してみれば？

　_____

　_____

　_____

B：わかった。実はね……。

　_____

▶ Vocabulary···

ambulance	救急車
blood pressure	血圧
clinic	医院、クリニック ◎日本では医院と病院を区別せずに「病院に行く」と言うが、"I'm going to hospital." と言うと、「(重い病気などのために)総合病院に行く」という意味になる。風邪などで病院に行く場合は "I'm going to see a (or my) doctor." が適切。
dizzy	めまいがする　◎名詞は dizziness
fever	熱　◎単に temperature（直訳すると「温度」）という場合も多い。
headache	頭痛 ◎他には stomachache「腹痛」、toothache「歯痛」など。体の「内側の痛み」はache、脚や手などの「外側の痛み」は pain で表す。
hospital	病院、(特に)総合病院
medication	服薬
medicine	薬の形状によって pill, capsule, syrup など。
nauseous	吐き気がある ◎「吐き気」の名詞は nausea、「吐き気がする」は feel nauseous。
numbness	しびれ　◎「脚がしびれている」は My legs are numb.
pain	痛み
stomachache	腹痛 ◎stomach は「胃」だが、下腹や腸のあたりが痛くても、とりあえず stomachache で可。
upset	心配している ◎"I have an upset stomach." と言えば「おなかの調子が悪い」ことを伝えられる。

Communicate to Understand

初めて来た外国人患者と待合室で話してみる

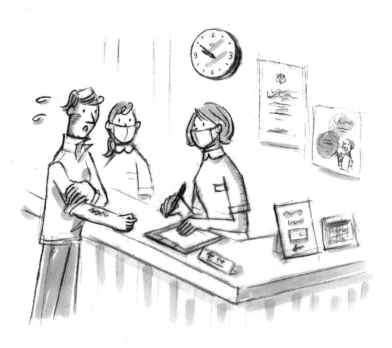

1 Dialogue

Audio 06

次の会話をパートナーと練習してみましょう。

A. 相　手：Hi. I'm Chris, and I have an appointment at 10:00 a.m.

B. あなた：Ok. My name is Aya Sato, and I am a nurse. Nice to meet you, Chris. Is this your first visit here?

C. 相　手：Yes, it is. I'm in Japan just traveling for two weeks.

D. あなた：<u>What seems to be the trouble?</u>

E. 相　手：I have a rash on my right arm, and it's very itchy.

F. あなた：Are you allergic to any food or medicine?

G. 相　手：No, I don't think so.

H. あなた：Okay. The doctor will see you in a few minutes. Just take a seat and wait till we call you in.

2 Useful Expressions to Understand

What seems to be the trouble? の別の言い方を練習しましょう。

a. What is wrong?

☞「どうしたのですか?」という尋ね方で、病気やケガ以外のときにも使うことができます。強い調子で
What's wrong with you?と言うと、「何やってるんだ、あなたは」と責める言い方になるので
注意しましょう。

b. What is bothering you?

☞ botheringの代わりにtroublingを使っても、「何があなたを悩ませているのですか?」と
訊くことができます。

c. What brings you here?

☞「何があなたをここに連れてきたのか」=どんな用事で来たのですか? と尋ねることができます。

d. How can we help you?

☞ 少し違った表現で、「私たちはどのようにお役に立つことができますか?」と尋ねられます。

3 Listening & Substitution Practice
Audio 07

音声を聞いて空所を埋め、〈 1 Dialogue〉の代わりとなる表現を学びましょう。それぞれ〈 1 Dialogue〉
のA〜Hに対応しています。正しい表現は一つではありません。

A. an appointmentは、病院、美容院、面談の約束などの場合に使います。ホテルやレストラン

などでの予約であれば _____ _____

_____ _____. と言います。

B. _____ _____ _____ _____

_____? と尋ねても良いでしょう。hereは「ここ」=「この病院」のつもりで
訊いても、外国から来ている患者は「日本は初めてなのか」を尋ねられていると思ってしまう
かもしれません。

C. 日本に住んでいるなら _____ _____ _____.
と答えます。I live in the US, _____ _____

_____ _____. と言えば、「アメリカ在住だけど、今は仕事で
(短期間) 日本にいる」と伝えられます。

D. the trouble は ＿＿＿＿＿＿＿＿＿＿＿ 「心配事」にも置き換えられます。

E. a rash は「発疹」ですが、「痛み」があるなら ＿＿＿＿ ＿＿＿＿＿＿ ＿＿＿＿＿＿＿＿＿＿

＿＿＿＿＿＿＿＿＿＿ ＿＿＿＿＿＿＿＿＿＿. と答えます。

「かゆみ」は ＿＿＿＿＿＿＿＿＿＿ 、また、「掻く」は scratch です。

F. アレルギーがあるかどうかを尋ねるのであれば、＿＿＿＿＿＿＿＿＿

＿＿＿＿＿＿＿＿＿ ＿＿＿＿＿＿＿＿＿ ＿＿＿＿＿＿＿＿＿ ＿＿＿＿＿＿＿＿＿

＿＿＿＿＿＿＿＿＿...? とも言えます。

G. ＿＿＿＿＿＿＿＿＿＿＿, ＿＿＿＿＿＿＿＿＿＿ ＿＿＿＿＿＿＿＿＿＿. で終わっ

ても良いのですが、I don't think so. と言われたら「たぶん」という気持ちを少し表していると

考えましょう。

H. ＿＿＿＿＿＿＿＿ ＿＿＿＿＿＿＿＿ ＿＿＿＿＿＿＿＿ ＿＿＿＿＿＿＿＿

でも「少しの間」と伝えられます。10分以上待ってもらう必要があれば、＿＿＿＿＿＿＿＿

＿＿＿＿＿＿＿＿ ＿＿＿＿＿＿＿＿ ＿＿＿＿＿＿＿＿ ＿＿＿＿＿＿＿＿

＿＿＿＿＿＿＿＿ ten to fifteen minutes. と言っておいたほうが親切です。

4 Lecture

英文を読んで、下記の質問文に対して適切な答えを選びましょう。

理解する

Understanding your patients goes far beyond just hearing and receiving their messages. We often say "Ok, I understand" or "I see what you mean," but do we really? What does true understanding mean? When and how do we know that we have understood a person? We all have different backgrounds, including the environment in which we were raised, 5 customs, habits, and traditions, just to name a few. We say, "Put yourself in another person's shoes," but we know it is easier said than done. You can begin to try to understand better by repeating the patient's message word by word to see whether you have heard everything he/she has said. Paraphrasing is another and more advanced communication skill, which 10 includes recalling what the patient has said, summarizing it, and putting it in your own words. These skills can help you focus on the patient's message and increase your understanding.

Comprehension Check

1. What makes it hard for us to understand our patients when we communicate?
   a. Receiving their messages in a difficult circumstance.
   b. Personal differences such as in habits and living environments.
   c. Difficulty in wearing their shoes.

2. How can you try to understand another person better?
   a. Just hear their messages and sometimes say "Ok, I understand."
   b. Do not repeat their messages word by word, as they would not listen to us.
   c. Repeat their messages either word by word, or by putting them in your words.

5 非言語面について

表情

「目は口ほどに物を言う」とよく言う通り、目を含めた顔の表情は相手に多くの情報を伝えます。マスクをすることが多いのが看護師ですが、「目だけしか見えていないので、顔の表情は関係ないだろう」と思ったら間違いです。どこか具合が悪いから病院を訪ねているのが患者です。その分、患者は普段より人、特に医療機関に勤務する人たちの一挙手一投足に敏感なものです。目からだけでも顔の表情を想像し、どんな顔をして患者に対応しているのか、気になるものです。これだけ多くの情報や感情を伝える顔の表情ですが、本人にとって最も気がつきにくい非言語の特徴でもあります。にっこり笑って写ったつもりの写真を見て、意外と笑っていなかったことに気づいたこともあるのではないでしょうか。ときどき鏡を見て、自分の顔の表情をチェックするだけでも自分の非言語能力アップにつなげられると思います。

6 自由会話の練習   Audio 09

　相手から情報を得て、理解し、適切な行動を心がけることは看護の場面に限ったことではありません。外国人学生が大学の学生課で、健康診断の予約の仕方を尋ねている日本語のやり取りを英語に置き換えてみましょう。

A：すみません。健康診断の予約はどうすればいいんでしょうか。

_____

_____

B：それだったら、この番号に電話をかけて予約をしてください。その際、あなたの名前と大学名を忘れずに伝えてください。

_____

_____

_____

A：分かりました。電話すればいいんですね？

_____

B：そうです。そして健康診断の当日は、朝食をとらず水以外の飲み物は飲まないで、また、学生証と保険証を忘れないように。いいですか？

_____

_____

_____

A：はい。では繰り返すと、電話で予約して、名前と大学名を言う。そしてその日は朝ご飯を食べないで、学生証を持って行く、ですね？

_____

_____

_____

B：そのとおりです！

_____

▶ Vocabulary ···

rash	発疹 ◎よく分からないけれど肌に違和感があるなら skin problem でもわかりやすい。
allergic	アレルギーがある ◎ "allergic to..." とする。"Do you have an allergy to... ?" も同じ。
itchy	かゆい
appointment	予約
arm	腕 ◎身体の他の主な部位：hand「手」、finger「指」、「足の指」はtoe、elbow「肘」、shoulder「肩」、leg「脚」、knee「膝」、foot「足」、neck「首」、back「背中」、lower back「腰」、thigh「太もも」
physical checkup	健康診断　◎physical examination、単にphysicalとも言う。
ID	身分証明書　◎identificationの略。
medical insurance card	保険証
breakfast	朝食 ◎fastは動詞「断食する」で、それを破る（break）からbreakfast、昼食はlunch、夕食は一般的にはsupper。dinnerは一日のうち最も大きな食事を指すので、国や文化によっては昼食がdinnerである場合もある。週末などに朝食と昼食を合わせてとるのがbrunch。「食事」はmealで、可算名詞（a meal, meals）。⇨Lesson 7 ▶Vocabulary: **dine**
personal prescription record	薬手帳　◎日本だけのものなので、英語では決まった言い方はない。

15

Communicate to Listen

患者の話に耳を傾け、「聴いてもらえた」と思ってもらおう

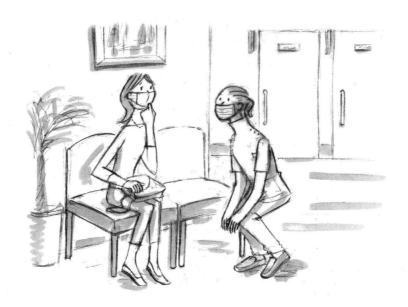

1 Dialogue

Audio 10

次の会話をパートナーと練習してみましょう。

A. あなた：Good morning. I am Masami, your nurse. What brings you here today?

B. 相 手：Well, I'm not sure what the problem is, but I just feel tired.

C. あなた：Uh-huh, do you have a fever, sore throat, joint pains, or any other problems?

D. 相 手：No, I just feel tired, and don't feel like doing anything.

E. あなた：Have you been busier at work than usual, or do you need to work longer, or…

F. 相 手：I've been always busy. I may be wrong, but I might be pregnant.

G. あなた：All right. I'll tell the doctor how you have been feeling, and we will find out for sure whether you are pregnant.

H. 相 手：Good. Thank you for your help.

2 Useful Expressions to Listen

Uh-huh の別の言い方を練習しましょう。

a. Ok, uh や Uh-huh

☞ 「はい」、「えぇ」など、「聴いている」という合図です。Yeah なども使えますが、
英語での会話では日本語と比べると相づちを多用しないのが普通です。

b. I'm listening.「聴いてますよ」

☞ 「もっと話して」という気持ちを表します。ほかにも Tell me more.「もっと話して」や、
I see.「分かる」も使えます。

c. Really?

☞ 相づちとして使えますが、「本当?」という気持ちを伝えるので、乱用すると相手の言うことを
信用していないかのような返事になることも覚えておきましょう。

d. Do you? / Are you?

☞ 相手の文の一部を使って、Do you? や、Are you? と返すこともできます。I feel tired. に対して
Do you? と言えますし、I have been busy. に対して Have you? と返せれば、相手は
「よく聴いてくれている」と思うでしょう。ちゃんと聞いていないと返せない言葉ですから。

3 Listening & Substitution Practice

Audio 11

音声を聞いて空所を埋め、〈1 Dialogue〉の代わりとなる表現を学びましょう。それぞれ〈1 Dialogue〉
のA～Hに対応しています。正しい表現は一つではありません。

A. クリニック、病院ですから、_____ _____ _____

_____ _____ _____? でも同じことは伝わります。

_____ _____ _____ _____

_____?「どんなお手伝いが必要ですか?」と言っても相手は安心するでしょう。

B. fatigue という語も「疲れ」「倦怠感」を表すので、_____

_____ _____. と言えます。また、mental fatigue

と言うと「精神的な疲れ」を指します。

C. 症状を尋ねるのであれば、＿＿＿＿＿＿＿＿＿ ＿＿＿＿＿＿＿＿＿「胸の痛み」、back pain「腰の痛み」、＿＿＿＿＿＿＿＿＿ ＿＿＿＿＿＿＿＿＿「鼻水」、＿＿＿＿＿＿＿＿＿「便秘」や ＿＿＿＿＿＿＿＿＿「下痢」も知っておくと便利でしょう。

D. I don't feel like doing anything. は「何となくやる気が起こらない」ですが、

＿＿＿＿＿＿＿＿＿ ＿＿＿＿＿＿＿＿＿ ＿＿＿＿＿＿＿＿＿

＿＿＿＿＿＿＿＿＿ ＿＿＿＿＿＿＿＿＿. 「何もしたくない」とも言えます。

E. 「何かいつもとは違ったことに気がついていますか？」と問いたければ ＿＿＿＿＿＿＿＿＿

＿＿＿＿＿＿＿＿＿ ＿＿＿＿＿＿＿＿＿ ＿＿＿＿＿＿＿＿＿ ＿＿＿＿＿＿＿＿＿

＿＿＿＿＿＿＿＿＿? と言っても良いでしょう。orで終わると、「ほかに何でもいいから気がついたことを言って」と、相手に自由に話してもらいたい気持ちを伝えられます。

F. I may be wrong, but... は、＿＿＿＿＿＿＿＿＿ ＿＿＿＿＿＿＿＿＿ ＿＿＿＿＿＿＿＿＿,

but... や、＿＿＿＿＿＿＿＿＿ ＿＿＿＿＿＿＿＿＿ ＿＿＿＿＿＿＿＿＿, but... とも言い換えられます。断定を避ける表現です。

G. I'll tell the doctor... を、＿＿＿＿＿＿＿＿＿ ＿＿＿＿＿＿＿＿＿ ＿＿＿＿＿＿＿＿＿

＿＿＿＿＿＿＿＿＿ ＿＿＿＿＿＿＿＿＿ ＿＿＿＿＿＿＿＿＿...と言っても同じことを伝えられます。患者から聞いた話を医師に伝えることを明確にすれば、患者も安心です。

H. Thank you. と同じことの繰り返しですが、その後に ＿＿＿＿＿＿＿＿＿

＿＿＿＿＿＿＿＿＿ ＿＿＿＿＿＿＿＿＿. と言うと、もっとていねいに「感謝します」という気持ちを表すことができます。

4 Lecture

英文を読んで、下記の質問文に対して適切な答えを選びましょう。

聴く

Listening is an important part of communication, maybe more important than speaking. Many people believe that speaking is active, and listening passive, but is that so? You can "actively listen" to another person as Masami in our episode did. We hear, select, understand, interpret, and respond to another person's messages. Some of the effective skills 5 necessary to improve your listening are, focusing on the messages, being aware of the selective listening, i.e., what messages you choose to pay attention to, and what messages you ignore, refraining from making quick judgments, and appropriately responding to the person who is sending you the messages. Masami kept eye contact with the patient, 10 showing concern about and commitment to the patient's messages, and used appropriate verbal responses such as "uh, ok" and "uh-huh," which all encouraged the patient to express her concerns. Masami, the listener, has helped make the patient speak well about her problems. Now you know that listening is a very active element of communication in any 15 context, especially nursing.

Comprehension Check

1. Listening is ___
   a. as important as, if not more so than, speaking.
   b. a more passive aspect of communication than speaking.
   c. another word for hearing and the two are the same.

2. Which is an effective way to listen actively to someone speaking?
   a. Be aware of what messages you focus on and what you don't.
   b. Do not look the speakers in the eye as it may keep them from focusing.
   c. Always keep saying "uh-huh" to encourage the speaker to continue speaking.

5 非言語面について

不可避性

　言語は始めたり、止めたりと比較的容易にコントロールできますが、非言語はそこにいるだけで何らかのメッセージを発するので、完全にやめることはできません。特に人の話を聴く際、その人のほうに身体を向けて目を見たり、うなずいたり、相づちを打ったり、話の内容に合った適切な顔の表情を見せたり、場合によってはですが、肩にそっと手をそえていたわりや慰めの気持ちを表したりと、多くの非言語メッセージを使います。それによって、話している側は敏感に「この人は自分の話をよく聞いてくれている。もっと言ってもいいかもしれない」と感じたり、反対に「一応こちらを見て聞いてくれている様子だけど、心ここにあらず」と感じて不安や不満を覚えたりもします。人の話を聴くためには、自分の言語、非言語能力を総動員して、「聴いているから、話して」という気持ちを伝えると、話す人がもっと話しやすくなり、看護に必要な情報や感情を引き出すことができるでしょう。上手な話し手は、上手な聴き手がつくる、です。

6 自由会話の練習　　　　　　　　　　　　　　　　　　　　　　　　　　Audio 13

　どのような場面でも、「私はあなたの話を聴いている」という態度を示し、相手に多くのことを話してもらい、一緒に問題を解決したり、あるいは少なくとも共感していることを示し、人間関係を維持、発展させるコミュニケーションは重要な役割を果たします。

A：最近忙しくって話せなかったけど、ちょっと聞いてもらいたいことがあるんだ。

_____

_____

B：え、どうしたの？　何でも言ってよ。

_____

_____

A：実はね、ここ2、3週間パートナーとあまりうまくいってなくって……

_____

_____

Ｂ：あら、そう？　何があったの？

_____

_____

Ａ：別に何かがあった、というわけではないんだけど、何となくね。

_____

_____

Ｂ：今、どんな気持ちか話してみてよ。話すだけでも何か新しい考えが浮かぶかもよ。

_____

_____

▶ Vocabulary

bring	「持ってくる」という意味で使うが、①Dialogueでは「何があなたをここに持ってきたか＝何の用で来たのか」という使い方。⇒Lesson 2 ▶②c.
sore throat	喉の痛み ◎soreは「筋肉痛」。"I have a sore shoulder." 「肩が痛いです」という使い方もする。
joint pain	jointは「関節」。
feel like	（何となく）○○をしたい　◎want toよりも控えめな希望を表す。
pregnant	妊娠している ◎"be expecting a baby" とも言える。"When are you due?" は「出産予定日は？」の意味。
for sure	必ず　◎"That's for sure." は「確かにそうだ」という強い合意を表す。
yeah	Yesの意味だが、インフォーマルな言い方なので、目上の人に対して使うときは要注意。
fatigue	疲労、倦怠感
chest pain	胸の痛み　◎ただし、心臓などの内臓から来る痛みを指す。
back pain	腰の痛み ◎背中が痛い時にも使える（厳密にはlower back pain「腰痛」）。a backacheでもよい。
runny nose	鼻水　◎runは「流れる」なので。
constipation	便秘
diarrhea	下痢
active	積極的、活動的
passive	消極的、受け身

Communicate to Meet Someone

初めての患者に会うとき

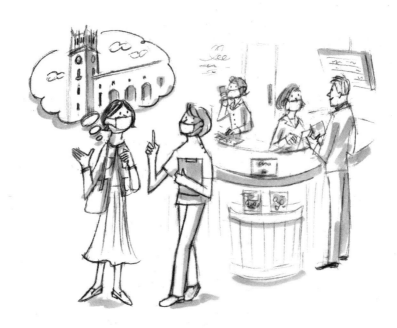

1 Dialogue

次の会話をパートナーと練習してみましょう。

A. あなた：Hi. My name is Yuki, a nurse here. Do you live here, or are you traveling?

B. 相　手：I'm a student at a Japanese language school and want to stay here to go to college.

C. あなた：How nice! So, how may I help you?

D. 相　手：I need a physical checkup as part of my college application.

E. あなた：I see. Do you have any form to be filled out?

F. 相　手：Yes. Here it is, and here's my student ID.

G. あなた：Perfect. We'll let you know when we are ready.

H. 相　手：Thank you so much. You speak good English and I'm happy to meet you.

2 Useful Expressions to Meet Someone

Do you live here? の別の言い方を練習しましょう。

a. Do you go to school here?

☞「学生ですか?」と訊きます。here は、ここでは日本を指しています。社会人、学生、旅行者かで保険の種類も異なるので、日本で何をしているのか尋ねるのは、失礼なことではありません。

b. Do you work here?

☞「日本で働いているのですか?」という訊き方も使えます。

c. Are you traveling?

☞「今、旅行中でたまたま日本にいるのですか?」と尋ねられます。ほかには Are you visiting? と言えば「(短期間)どこか、または誰かを訪ねているのですか?」という質問です。

d. How long have you been in Japan?

☞ 質問の主旨は異なりますが、「日本に来てどのくらいなのか」確認できます。相手が日本人であれば、これらの質問は不要ですが、外国人である場合、確認する必要があります。

3 Listening & Substitution Practice

Audio 15

音声を聞いて空所を埋め、〈1 Dialogue〉の代わりとなる表現を学びましょう。それぞれ〈1 Dialogue〉のA〜Hに対応しています。正しい表現は一つではありません。

A. _____ _____ _____? でも会話を始められます。「元気?」ではなく、「こんにちは」程度です。_____ _____ _____ _____? 「出身はどちらですか」も初対面の際の定番の質問です。

B. _____ _____ _____ _____ _____.「会社員です」、また_____ _____ _____ _____.「自分の会社を持っています」といった回答もあり得ます。

C. 他に _____!「すばらしい」や、_____ _____ _____! は「あなたにとっていいことですね」(直訳)で、「感心ですね」、「がんばってますね」くらいの相づちの役割を果たします。

D. _____ _____ _____ _____

_____ _____ _____. 「大学に出願中です」

とも言います。_____ _____ _____

_____ _____ _____ a physical checkup.

だと、「健康診断を受けるよう会社で言われた」となります。

E. form以外には、_____ 、または _____「書類」も使えます。

F. 人に何かを差し出す際は、たとえば _____ _____

_____. や _____ _____ _____.

「こちらです」と言って渡しましょう。

G. Perfect. は「完璧」など、誇張表現が多いのも英語の特徴です。_____.

「すごい」や、_____.「すばらしい」もよく使われます。

H. _____ _____ _____ _____.

「あなたの英語は上手です」と褒められたら素直にThank you.とお礼を言いましょう。

_____, _____.

「いいえ、全然」と謙遜すると、褒めた方は「上手、と言っているのに残念」と思うかもしれま

せん。

英文を読んで、下記の質問文に対して適切な答えを選びましょう。

会う

Properly meeting someone sets a stage for a good relationship, and it requires some fundamental understanding and skills. As Yuki and the patient met, they talked about a few things unique to medical contexts. They did, however, exchange some messages that any pair of people would in their initial encounter. While many Japanese may not feel comfortable ⁵ sharing personal information during the first meeting, you should give out some in order to "personalize" your meeting with the other person. No two relationships are the same, nor does a relationship stay the same. It is important to remember that a nurse-patient relationship begins as a person-to-person relationship. You should feel free to express your feelings ¹⁰ toward the other person by complimenting him/her on the appearance and skills, and showing your gratitude as Yuki and the patient did in their conversation. That is the true meaning of "Nice to meet you."

Comprehension Check

1. Why is it important to meet someone properly? Because it ＿＿＿
   a. serves the subsequent relationship as a first stage.
   b. helps you keep secret your personal information.
   c. clarifies the borderline between a patient and a nurse.

2. What is a good topic to discuss in the initial meeting between a nurse and a patient?
   a. the patient's status such as a student or a company worker
   b. the nurse's English skills
   c. All of the above

5 非言語面について

人工物

　非言語は、身振り手振りや顔の表情などの身体の一部を使って発するメッセージと、身体以外の「人工物」に分けられます。人工物の代表とも呼べるのが服装です。看護師はほとんどの場合制服を着用しますが、ワンピース、スカート、パンツ、また、本来は手術用だったスクラブなど、さまざまです。さらに白以外の「白衣」もよく目にします。それぞれの制服に込められた意味、色や形など、どれが一番良いかは決められませんが、患者にどのような印象を与えているか、ということには看護師として注意すべきでしょう。言語であれ、非言語であれ、「意味」を決めるのは受け手です。種類にかかわらず、制服を清潔に保ち、きちんと着こなして、特に初対面の患者と会うときは最大限の注意を払いましょう。

6 自由会話の練習

Audio 17

　初対面の相手と話すときは誰もが緊張します。特に看護師と患者は、健康、生命、安全といったかけがえのないものを中心に今後の人間関係を築くのですから、初対面の際、意図しなかったけれど伝わってしまったことが、後々まで影響を与えることもあるでしょう。共通の話題や関心を確認して、その後の関係をより良いものにする努力が必要です。

A：はじめまして。私はこのクリニックの看護師長、○○（自分の名前）です。

_____

_____

B：こんにちは。研修でお世話になります、ジョンソンと言います。よろしくお願いします。

_____

_____

A：こちらこそ。日本語、お上手ですね。日本には何年くらいいらっしゃるのですか？

_____

_____

B：ありがとうございます。でも、まだまだです。日本には3年前に来ました。子どもが日本の小学校に行ってるので、子どもから日本語を習っています。

_____

_____

A：あ、それで自然な日本語なんですね。私の英語よりもお上手なので安心しました。

_____

_____

B：そんなことないでしょう。師長さんこそ英語がお上手なので、とても助かります。

_____

_____

_____

▶ Vocabulary ···

travel	動詞「旅行する」としても名詞「旅行」としても使う。「旅行」にあたる他の言葉は tour, trip, journey など。このうち、trip は短い距離の移動を指すこともあり、I made two trips to the bathroom last night. と言うと「昨日の夜は2回トイレに行った」の意味になる。
fill out	（書類などに必要なことを）書き込む
paper, document	「書類、論文、さらには新聞」を指し、複数は papers。「紙」の意味で使う際は不可算名詞なので、a piece of paper または a sheet of paper。
awesome	【特に米】「すさまじい」「すごい」を表す一種の間投詞。awful「気分が悪い、不愉快な、食べ物などがまずい」などと混同しないこと。
apply	ここでは「申し込む」「志願する」の意味で使われているが、薬品などを「塗る」「つける」、「（力を）加える」の意味で使うこともある。
initial	初めての、最初の ◎イニシアティブ（initiative）「率先力」と同じ語源。⇨ Lesson 7 ▶ Vocabulary: initiative
encounter	出会い
personalize	個人化する
feel free	自由に〜する ◎"Feel free to leave any time you want." と言うと、「いつでもお好きなときにお帰りください」と丁寧に言える。
compliment	褒める、お世辞を言う
appearance	外観
gratitude	感謝の気持ち

Communicate to Correct

患者の誤解を正して分かってもらう

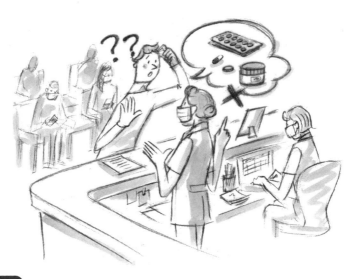

1 Dialogue

Audio 18

次の会話をパートナーと練習してみましょう。

The consultation is over and the patient has just finished listening to the doctor explain the oral and topical medications.

A. あなた：Did you understand what the doctor has said to you about the medication?

B. 相　手：I think so. Uh, I will take one white pill after dinner, one capsule after each meal, and apply the ointment twice a day.

C. あなた：No, no, no, you have it all wrong.

D. 相　手：Really? How did I misunderstand it?

E. あなた：You will take the pill three times a day after each meal, one tablet before going to bed, and apply the ointment whenever you are itchy.

F. 相　手：Oh, now I think I got it. I'm glad you asked. Thank you.

G. あなた：You're welcome. I suggest that you check again with the pharmacist when you pick up your prescription.

H. 相　手：I will. Thank you again.

2 Useful Expressions to Correct

You have it all wrong. の別の言い方を練習しましょう。

a. You have completely misunderstood the doctor.

☞「あなたは先生の言ったことを完全に誤解しています」という強い言い方ですが、攻撃的なニュアンスではありません。看護師として、威厳をもって明確に伝えることが大切です。

b. You seem to have missed some instructions.

☞「ところどころ間違っている（抜けている）ようですね」と、やや語気を弱めることができます。seem to ... は「〜のようだ」というニュアンスを含ませたいときに使います。

c. Let me help you understand.

☞「あなたが正確に分かるよう、私に手伝わせてください」の意味です。「あなたは間違っている」という指摘を省いて、前向きな姿勢を示すことができます。

d. I know it's confusing, so let's go over it together.

☞「わかりにくいですよね。じゃあ、一緒に確認しましょう。」という優しい表現です。

3 Listening & Substitution Practice

Audio 19

音声を聞いて空所を埋め、〈1 Dialogue〉の代わりとなる表現を学びましょう。それぞれ〈1 Dialogue〉のA〜Hに対応しています。正しい表現は一つではありません。

A. Do you _____ _____ _____

_____ _____ _____ ? と言えば、「薬の飲み方は分かりますか？」と、具体的な質問をすることができます。

B. Yes, I do. と答えるほど自信がなければ、_____ _____

_____ . と伝えると教えてもらいたいという気持ちが伝わるでしょう。まったく分からないのであれば、_____ _____ _____ .

と言います。

C. 「分かってませんね」と単純な言い方をしたいのであれば、_____

_____ _____ . で、「私の気持ちをあなたは分かっていない」と、どんな場合にも使えます。

D. _____ _____ _____ ? は「そうですかぁ」と
いう、「分かっていたつもりなんだけど、本当に間違っていますか？」「そんなはずはない」とい
う意味合いを伝える表現です。

E. 薬は形状、服用方法によって pill、tablet 以外に _____ 、
_____ など、呼び方が異なります。「薬を飲む」と言いますが、
英語では _____ という動詞は使わず、take です。

F. I'm glad you asked.「(分かっているかどうか) 訊いてくれてうれしい」と言っています。このほ
かには _____ _____ _____ _____ .
「尋ねてくれたことに感謝する」や、
Thank you _____ _____ _____ _____ .
「理解するのを助けてくれてありがとう」などとも言えます。

G. 感謝された際の返答はこのほかにも _____ _____
_____ .「いえいえ」や、_____ _____ .
「いつでも」、_____ _____ _____ .
「どういたしまして」など、さまざまな表現があります。

H. _____ _____ _____ .
「それは良い考えですね」や、_____ _____
_____ .「忘れずにそうする」などとも言えます。

4 Lecture

英文を読んで、下記の質問文に対して適切な答えを選びましょう。

正す

Exchanging messages does not guarantee understanding. Even when your patients say, "Ok, I understand," that does not mean they know what exactly they must do to get well. Always check their level of comprehension by asking them to repeat the message they received from the health care providers. Another useful and more advanced communication skill, as 5 we mentioned in Lesson 3, is "paraphrasing." You ask them to put their understanding in their own words and explain them to you. Whether through repeating or paraphrasing, you can check to see if and how well they have understood the messages concerning their health, medication, way of treatment, and life, all important concerns that are at stake in 10 medical contexts. If you find out that the patient has misunderstood the message about medication, then just point out the errors kindly but firmly and help them understand better.

Comprehension Check

1. What is the advanced method of checking the accuracy of the patients' understanding?
   a. repetition of the message the patients think they have received from the doctor
   b. having the patients give back the message they received in their own words
   c. replacing the original message with whatever the patients prefer

2. What must nurses do when they find out that the patients misunderstood the doctor?
   a. Do not embarrass the patients by telling them they have misunderstood.
   b. Firmly believe that the exchange of messages does not fail.
   c. Kindly point out the errors and firmly correct them.

5 非言語面について

沈黙

　私たちは常にコミュニケーションをしていると考えましょう。話している時も、そして黙っている時も、です。沈黙が長く続くと気まずい雰囲気になるのは確かです。でも、適切な「間のとり方」は話す内容を強調したり、相手の注意をひいたりと、「沈黙がものを言う」と考えましょう。流暢に、間断なく話すのがコミュニケーション上手ではありません。「ひと呼吸置く」とか、「気を静める」ために有効なのが沈黙です。「話す」、「黙る」のメリハリある使い分けをすると、相手の理解を気にかけ、親身になっていることを示すことができます。沈黙があるからこそ、言葉が生きてくるのです。

6 自由会話の練習　　　　　　　　　　　　　　　　　　　　　　　Audio 21

　誰と、どのような内容の話をしても、「分かり合う」のは容易ではありません。常に完璧を目指すことは現実的な目標ではありませんが、相互理解の度合いを高める努力は必要です。特に医療、看護という健康や命といったかけがえのないことを話題にするのですから。日ごろから周りの人々と理解の度合いを少しでも高める努力をしましょう。

A：図書館の前で1時45分に会って、一緒に勉強することにしてなかった？

_____

_____

B：えー？　2時15分に図書館の前で会って、それからどうするか考えようってことになってたと思うよ。

_____

_____

A：そんなはずないよ。2時過ぎまで待ってたのに。

_____

_____

B：じゃあ、ひょっとしたら2時15分前と2時15分と間違えたんじゃない？　私は確かに2時15分って言ったと思うよ。

_____

_____

A：そうか。15分前と15分過ぎと間違えたんだ。これからは何時何分って約束しないといけないね。悪かった。

_____

_____

B：私こそ。ごめん。

_____

▶ Vocabulary ·····································

pill	**丸薬（がんやく）** ◎薬は形状や処方の仕方によって呼び名が異なる。日本語では「ピル＝経口避妊薬」という印象が強いが、英語ではそうではない。
capsule	カプセル状の薬
ointment	軟膏
syrup	シロップ
tablet	錠剤
pharmacist	薬剤師　◎薬局は pharmacy
prescription	処方箋　◎ pick up a prescription は「処方された薬を受け取る」。
help	**手助けする** ◎ help me understand this note は「この注意書きを私が分かるよう手伝って」で、「これ何が書いてあるか教えて」という気持ちを伝えられる。
miss	「〜しそこなう」「間に合わない」、さらには「〜と会えなくて寂しい」というさまざまな意味で使える。⇨ Lesson 15 ▶ Vocabulary: **miss**
instruction(s)	指示、（やり方の）説明
misunderstand	誤解する　◎「誤解を解く」は clear (the) misunderstanding
confusing	**（複雑で）分かりにくい、まぎらわしい** ◎「困惑している」は I'm confused.
go over	文章や説明をていねいに確認する、目を通す
comprehension	理解　◎動詞は comprehend。形容詞だと comprehensive「包括的、全体的な」。
paraphrase	**パラフレーズ** ◎相手の話などを思い出し、要約して自分の言葉に置き換えて返す。

Communicate to Empathize

困っている人に寄り添う（共感する）

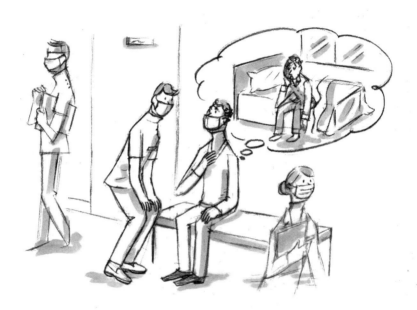

1 Dialogue

次の会話をパートナーと練習してみましょう。

A. あなた：You seem to have lost some weight. Have you been eating well?

B. 相　手：Well, no. I have been working night shifts and that makes it hard to eat and sleep regularly.

C. あなた：I see what you mean. After a night shift I go straight to bed, and sleep till the evening, missing lunch and sometimes supper.

D. 相　手：I'm glad you know how I feel.

E. あなた：Why don't we work together to come up with a way to improve your health? But first the doctor will see you to make sure there's nothing seriously wrong.

F. 相　手：Thank you. You have already made me feel much better.

G. あなた：Good! That's my job.

2 Useful Expressions to Empathize

I see what you mean. の別の言い方を練習しましょう。

a. I know how you feel.

☞「あなたがどんな気分かわかる」で、I see what you mean. とほぼ同じ意味、使い方です。

b. I've had the same (a similar) experience.

☞「同じ（似たような）経験がある」と相手と共通点があることを示します。
「（辛いのは）あなたひとりじゃないからね」という気持ちを伝えられます。

c. I hear you.

☞「あなたの声が聞こえる」で、「言いたいことはよくわかる」と言えます。投げやりな言い方をすると、
「またいつもの文句が始まった」と相手を突き放す表現になるので注意しましょう。

d. It (That) must be hard for you.

☞「それはたいへんでしょうね」と、特に自分では経験したことがないことを
相手が話しているときに使える表現です。

e. So, what can I do for you?

☞「じゃあ、私は何をすればいいですか？」と具体的に相手を安心させる方法を尋ねられます。

3 Listening & Substitution Practice

Audio 23

音声を聞いて空所を埋め、〈1 Dialogue〉の代わりとなる表現を学びましょう。それぞれ〈1 Dialogue〉のA～Gに対応しています。正しい表現は一つではありません。

A. Looks like you have _____ _____ _____

_____. と言うと、「少し太ったんじゃない？」と聞きにくいことを言うきっかけになります。fat「太った」は使わないようにしましょう。

B. _____ _____ _____. と返すと「その通り」という回答です。「ちょっと困ったことがあって」と言いたければ

_____ _____ _____ _____.

で伝わります。

C. ここでの miss は「食べそびれる」、食べたいけど食べられなかったことを表します。

_____ _____ _____ _____

_____. だと、意図的に朝食を抜いていることを伝えられます。

D. 分かってくれてうれしい気持ちは _____ _____

_____ _____. や、_____ _____

_____ _____ _____. 「私たちの間には何か共通

点がありますね」でも言い表せます。

E. Let's see how _____ _____ _____

_____ _____ _____. は、「あなたの気分を

回復させる方法を考えましょう」です。"we"「私たち」と言うことで、人と人の関係を築くこ

とができます。

F. _____ _____ _____ _____.

でもほぼ同じですが、You have... と言ったほうが「あなたのおかげで」という気持ちを強調で

きます。

G. 「それが私の仕事なので」ですが、_____ _____

_____ _____. でも同じです。

英文を読んで、下記の質問文に対して適切な答えを選びましょう。

共感する

Showing empathy is very important especially in a nursing situation. A nurse's good empathic message and the patient's response to it help establish a collaborative relationship, which will facilitate the nurse-patient communication, necessary for effective treatment. Building an empathic relationship is, however, easier said than done. Just saying 5 "I see what you mean" does not do the job, as any health care provider would not possibly be able to put themselves completely in the patients' perspectives. Do not underestimate the personal differences between you and another person. The timely and sincere use of "I know how you feel," and inclusion of you as a nurse and the patient in the "we atmosphere" 10 contribute to an empathic and friendly but professional relationship. Showing your genuine willingness to care for your patient and commitment to the profession in simple but sincere messages helps share the patient's anxiety, concerns, pains, and fear.

Comprehension Check

1. It is easier to say that "I understand how you feel" than actually know how the patient feels, because we cannot
   a. understand one another due to the different roles we play such as patient and nurse.
   b. know exactly how another person feels as we are different human beings.
   c. use our imagination in a professional relationship.

2. What helps us convey our empathic feelings to others?
   a. Saying "I see what you mean" all the time you see the patient.
   b. Genuinely sincere attitude toward sharing the feeling with the patient.
   c. Clear distinction between the nurse and the patient.

5 非言語面について

smile

　患者は大なり小なり不安を抱き、緊張しています。それだけに、看護師や医師の一挙手一投足に集中します。特に顔の表情には敏感です。看護師が適度な微笑みを見せてくれると、多くの患者はホッとします。マスク越しでも優しく微笑んでいるのか、それとも仏頂面なのかは分かります。そしてそれは患者の気持ちに大きな差を生みます。人間は文化や世代、性別に関係なく、喜び、悲しみ、怒り、驚き、恐怖、そして嫌悪の気持ちをほぼ同じ表情で示すと言われています。一つ気を付けたいのは、日本人がちょっとした失敗や恥ずかしさを隠すときに見せる「照れ笑い」は、他の文化ではあまり使われず、慣れていない外国人には不可解、さらには不気味とさえ映るようです。自分がどのくらい微笑んでいるのかを知ることは容易ではありません。ときどき鏡に向かってニコッと笑って、自分の笑顔を確認しましょう。

6 自由会話の練習

Audio 25

　相手が誰であれ、どんな場合であれ、共感はその後の人間関係に影響します。ただ、「あなたの気持ちはよく分かる」と言うほど、相手への共感は簡単ではありません。どんなに努力しても、完全に相手の立場で物事を考えることはできないからです。普段から友人や家族と共感の仕方とその表現を練習しておきましょう。

A：最近元気がないけど、どうかした？　何か、役に立てるかもしれないから、話してみれば？

_____

_____

B：そう？　じゃあ話すけど、就活の面接でこの前「あなたは接客には向かないから、別の仕事を考えた方が良いのでは」って言われたんだ。

_____

_____

A：そうなの？　でも、よくあるよね。わかる、わかる。

_____

B：いや、私は初めてだよ、そんなこと言われるの。

_____

A：え、そう？　ごめん、ごめん。でも、確かにそうかもしれないけど、面接でそんなこと言わなくってもねぇ。失礼だよね。

_____

_____

B：でしょう？　でも、聞いてくれてすっきりした。ありがとう。人それぞれ向き、不向きがあるから正直に言われるのは感謝しなくちゃいけないのかな。

_____

_____

▶ Vocabulary ·······································

lose (gain) weight	weightは「重さ、体重」、lose（失う）は「痩せる」、gain（得る）は「太る」。
night shift	shiftだけだと「移す」や「変える」の意で、昼の班を夜の班に移し替えることから、夜間勤務グループ＝「夜のシフト」の意。
regularly	定期的に、規則正しく
Why don't we~	「～しませんか」「～しましょうよ」と人に何かを促す表現。「なぜ～しないのか」と訊いているのではない。
skip	スキップする、省く
share	共有する、分ける
collaborative	協力的な　◎【動詞】collaborate
atmosphere	環境、雰囲気
sincere	誠意ある、心のこもった
contribute	貢献する、役立つ
perspective	観点
underestimate	下に見積もる、軽く見る⇔overestimate
commitment	約束、責任をもってかかわること
genuine	真の
come up with	思いつく、決める
empathy, empathic, empathize	共感、共感的な（共感を示す）、共感する
interview	インタビュー、質疑応答　◎medical interview「問診、医療面接」
basically	基本的に、原則として
now that	～したので、～したからには

Lesson 7

Communicate to Encourage

患者を励ます（勇気づける）

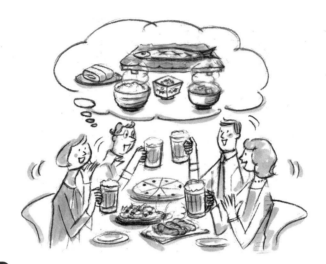

1 Dialogue

Audio 26

次の会話をパートナーと練習してみましょう。

A. あなた：As your doctor suggested, you need to control your diet to lower your blood pressure and the level of cholesterol.

B. 相　手：I know, but it won't be easy. I go out drinking and dining with my clients and colleagues almost every night.

C. あなた：I understand. That is precisely why you need to take the initiative to improve your own health. We can help, but only you can do it.

D. 相　手：Oh, I don't have such strong willpower. I've never even thought about what I eat, and I don't know if I can stick to the same plan for a long time.

E. あなた：Come on! You can do it! We offer seminars and workshops on healthy diet here, and we'll let you know.

F. 相　手：I guess you're right. You can help, but I'm the one who must do it. It's my own body at stake after all.

G. あなた：There you go. You can do it, and I have my confidence in you.

H. 相　手：Thank you for all the encouragement. I feel up to it now.

2 Useful Expressions to Encourage

That is precisely why... の別の言い方を練習しましょう。

a. That shows why you must be in control of your own health.

☞「自分の健康をコントロールできるのは自分しかいないってわけ」と言っても同じです。

b. That explains why you need to be responsible for your own health.

☞「自分の健康には自分で責任もたなきゃって、分かりますよね」くらいの意味です。

c. That's why you need to begin to do something to maintain your health.

☞「自分の健康を維持するのに、そろそろ何か始めないと」とbeginが大切な意味を持ちます。

d. Now you know you are the best person to take care of your own health.

☞「あなたの健康の面倒を見るのにあなたが最適の人、ということが今わかりますよね」と、
Nowが利いています。

e. You have done something to harm your health, and it's time to heal it.

☞「健康を害するようなことをしたのだから、今度はそれを治す番ですよ」と、
責任の所在をはっきりさせる、少々強い言い方です。

3 Listening & Substitution Practice   Audio 27

音声を聞いて空所を埋め、〈1 Dialogue〉の代わりとなる表現を学びましょう。それぞれ〈1 Dialogue〉
のA〜Hに対応しています。正しい表現は一つではありません。

A.「医師に言われたことが分かっていますか？」Did you understand _____

_____ _____ _____? と尋ねると、相手は

Yes/Noで答えるでしょう。その後内容を確認します。

B. _____ _____ _____, と言えば、「難しいですね」

となります。I go out drinking and dining almost every night. 「ほとんど毎晩外食する」の

ほかに、_____ _____ _____

_____ _____ _____, という言い方もあります。

C. _____ _____ _____ _____

_____. 「どうやるか教えましょう」と言って励ますのも良いでしょう。

「でも、最後にやるのはあなただということを忘れないでね」_____

_____, _____ _____

_____ who will do it. と力強い口調で伝えると、効果大です。

D. 「毎日同じ、味気ない食事に耐えられるかどうかわからない」という具体的な不安は

I don't know if I can _____ _____ _____

_____ _____ _____ meal every day. と言

うことができます。

E. Come on と同様に、「いい加減にしてください」という気持ちを伝えたければ、「言い訳はその

あたりでやめてくれませんか？」_____ _____ _____

_____ _____ _____ ?

と言います。

F. 「自分の身体は自分で守らなくては」は I'm the one who can take _____

_____ _____ _____ _____.

"It's my own body at stake." は _____ _____

_____ _____ _____. 「私の健康が挑戦を受

けている」とも言えます。

G. _____ _____ _____ _____

_____ _____. 「あなただったらきっとできる」や、

_____ _____ _____ _____

_____. 「あなただったら分かってくれると思ってた」でも同じ意味合いです。

H. _____ _____. 「いつでも準備できている」という答えが返っ

てくれば相手を勇気づけることができるでしょう。

4 Lecture

英文を読んで、下記の質問文に対して適切な答えを選びましょう。

励ます

Encouraging patients is one of the most important communication functions a nurse needs to perform. Even though it is the patients who need to act in a way to regain, retain, and promote health by exercising, maintaining balanced diet, and adhering to medical advice, their health behavior would not last long unless they are internally motivated. 5 The patients' motivation is initiated, reinforced, and supported by the encouragement provided by professionals, and that is where the nurses come into play. A good and successful nurse would know what to say as well as when and how in order to encourage patients to begin, change, and sometimes stop some habits that affect their health, and make 10 commitments to their goals. Focusing on the positive effects of health-retaining behavior, you should demonstrate that you are ready alongside the patients to work with them. Clarify the specific behaviors that the patients need to engage in to attain their goals.

Comprehension Check

1. Encouraging patients is done best when
   a. the patients are forced to do something against their will.
   b. the nurses are willing to play with the patients.
   c. the patients receive information and support from their nurse.

2. What would a good nurse do to help encourage patients to change their habits?
   a. emphasize the dangerous outcomes of the patient's behavior.
   b. internally motivate the nurse himself/herself to eat with the patients.
   c. show patients that the nurse is willing to work alongside them to promote health.

5 非言語面について

アナログメッセージ

　友人と楽しく話をするときも、患者に健康や病気と真剣に向き合ってもらいたいときも、同じようなメッセージを発していると相手から信頼されません。健康や生活の質（QOL）、生命といったかけがえのない内容について話したり、また患者が健康促進や病気の予防のための行動を起こしたり、変化させたりしている場面でのコミュニケーションは、特に非言語面で普段とは大きく異なるはずです。非言語のどのようなところに注意が必要かは、状況や患者、これまでの患者との関係などさまざまな要因によって異なるので一概には言えません。しかし、状況に応じて口調、顔の表情、患者と向き合う際の姿勢や体の向きなど細部に敏感であるべき、ということは確かです。私たちは気がつかない間にさまざまな非言語メッセージを送っています。それらを適宜変化させて、真に患者にしてもらいたいこと、患者が行動に移すべきことを真剣に伝え、それを「内在化」してもらうために最も効果的な非言語メッセージを編み出しましょう。

6 自由会話の練習

Audio 29

　困っている友人に元気になってもらったり、勇気づけたりすることは誰にでもある経験だと思います。そんな場合、英語でどう伝えればいいか、またどのように反応すればいいか、練習してみましょう。

A：元気なさそうだけど、何かあった？

_____

B：うん、実はね、この前のテストの成績が悪くて、先生のところに相談に行ったんだ。このままじゃ、国家試験は通らないかも、って嫌味言われた。

_____

_____

A：それは嫌味じゃなくって、先生からの励ましととらえたらいいんじゃない？

_____

_____

B：そうかなあ。じゃあ、どうすればいいと思う？

_____

A：勉強して成績を上げるしかないでしょう。私も似たようなものだから、一緒に勉強しようよ。

_____

_____

B：そう？　あなたは優等生だから、勉強なんかしなくていいと思ってた。ありがとう。やる気が出てきた。

_____

_____

▶ Vocabulary ···

initiative	率先した行動力 ◎take the initiative「自発的に行動する」⇨Lesson 4 ▶ Vocabulary: **initial**
control	抑制　◎in control「状況をよく把握して、病状などを抑えた状態」
lower	下げる
at stake	（大切なものが）賭かっている
confidence	自信 ◎ "I am confident of your full recovery"と患者に言うと「あなたの病気の完治に自信がある」となる。
suggest	提案する　◎日本語の「お勧めする」よりやや強い。
diet	体重を落とすためだけではなく、食生活全般を指す。"I am on diet"で「今ダイエット中」。
dine	食事 ◎特に「夕食をとる」。dinnerは一日で最も大きな食事（通常、夕食）。⇨Lesson 2 ▶ Vocabulary: **breakfast**
client	依頼人、クライアント
colleague	仕事仲間、同僚
precisely	まさに、正確には ◎形容詞はprecise（正確な）。precious（高価な、貴重な）と混同しないように。
stick to	決めたことを守る、実行し続ける ◎stickだけだと「突き出す、くっつける」などの意。Stick your tongue.は「舌を出してください」。過去分詞stuckは「動けない、行きづまった」の意。"I was stuck in the traffic."は「渋滞に巻き込まれた」。
willpower	意志力
come on	「こっちにおいで」よりも、「さあ、がんばろう」、「急ごう」の意味で使われることが多い。また、"Come on, please."は「ねえ、お願い」という感じで使える。
workshop	ワークショップ、研修会
guess	（あまり根拠はないが）推測する

Communicate to Comfort

不注意で転倒し、脚を骨折し、入院している患者をなぐさめる

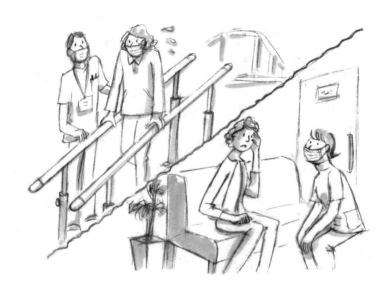

1 Dialogue

Audio 30

次の会話をパートナーと練習してみましょう。

A. あなた：How are you feeling today?

B. 相　手：Uh, not so well.

C. あなた：What's wrong? Does your leg hurt?

D. 相　手：No, that's not the problem. I've been doing everything I can to get better, going to the rehab sessions and walking down the hall a few times every day, but I just don't seem to be getting any better.

E. あなた：Oh, you've been doing well. It just takes time to get completely well and go back to work. I know that so far you have been doing well. You should be proud of yourself.

F. 相　手：Well, thank you. I didn't know you were watching me so closely.

G. あなた：Oh, it's my job. I have enjoyed seeing you get better every day. Just keep it up!

H. 相　手：Thanks. I feel better now.

2 Useful Expressions to Comfort

You have been doing well. の別の言い方を練習しましょう。

a. You couldn't have done better.

☞ 「あなたはこれ以上うまくすることはできなかった」＝「とてもよく頑張りましたね」と、もっと強いなぐさめ表現ができます。

b. You have given it everything you have.

☞ 「あなたは自分が持っているすべてをそれに与えました」で、「誰にもこれ以上はできない」、という気持ちを伝えられます。

c. You have been working very hard.

☞ 単純ですが、「一生懸命頑張ってますよね」と相手をなぐさめる効果的な表現です。

d. You have cleared many hurdles.

☞ 「ハードル（困難）をたくさん越えてきました」と、よく頑張ってきたことを強調します。

e. I know you won't quit now.

☞ 少々異なりますが、「あなたがここでやめるような人ではないことを私は知っている」と、相手を力づけることができます。

3 Listening & Substitution Practice

Audio 31

音声を聞いて空所を埋め、〈1 Dialogue〉の代わりとなる表現を学びましょう。それぞれ〈1 Dialogue〉のA～Hに対応しています。正しい表現は一つではありません。

A. ＿＿＿＿＿＿ ＿＿＿＿＿＿ ＿＿＿＿＿＿ ＿＿＿＿＿＿ ?
や、＿＿＿＿＿＿ ＿＿＿＿＿＿ ＿＿＿＿＿＿? など、相手の気分や様子を尋ねる表現はたくさんあります。

B. ＿＿＿＿＿＿ ＿＿＿＿＿＿ ＿＿＿＿＿＿ . や、
＿＿＿＿＿＿ ＿＿＿＿＿＿ ＿＿＿＿＿＿ . 「もっといい気分でいることも可能」と、思わせぶりな言い方をすると、相手は「どうしたのか」と尋ねたい気になります。

C. 「どこか痛いのですか？」と尋ねるのであれば、＿＿＿＿＿＿＿＿ ＿＿＿＿＿＿＿＿

＿＿＿＿＿＿＿＿ ＿＿＿＿＿＿＿＿ ＿＿＿＿＿＿＿＿？ です。

D. ＿＿＿＿＿＿＿ ＿＿＿＿＿＿＿ ＿＿＿＿＿＿＿ ＿＿＿＿＿＿＿

＿＿＿＿＿＿＿ ＿＿＿＿＿＿＿ ＿＿＿＿＿＿＿ ＿＿＿＿＿＿＿.

などとも言えます。

E. ＿＿＿＿＿＿＿ ＿＿＿＿＿＿＿ ＿＿＿＿＿＿＿ ＿＿＿＿＿＿＿

＿＿＿＿＿＿＿ ＿＿＿＿＿＿＿ ＿＿＿＿＿＿＿. 「あなたはそれ（回復）

にもっと時間をかける必要があります」と言っても同じ意味合いです。

F. 「そんなによく見てくれていたんですね」を ＿＿＿＿＿＿＿ ＿＿＿＿＿＿＿

＿＿＿＿＿＿＿ ＿＿＿＿＿＿＿ ＿＿＿＿＿＿＿ ＿＿＿＿＿＿＿.

などと言ってもいいでしょう。

G. 「あなたが毎日回復していくのを見るのは楽しいことです」と言いたいので、

＿＿＿＿＿＿＿ ＿＿＿＿＿＿＿ ＿＿＿＿＿＿＿ ＿＿＿＿＿＿＿

＿＿＿＿＿＿＿ ＿＿＿＿＿＿＿ every day. でも構いません。

H. ＿＿＿＿＿＿＿ ＿＿＿＿＿＿＿ ＿＿＿＿＿＿＿ ＿＿＿＿＿＿＿

＿＿＿＿＿＿＿ ＿＿＿＿＿＿＿. 「私のお世話をしてくれてありがとうございま

す」と言えば、何がありがたいのかを明確にできます。

4 Lecture

英文を読んで、下記の質問文に対して適切な答えを選びましょう。

なぐさめる

Patients are inevitably vulnerable due to their concern, anxiety, and worries about illnesses, their future QOL, and sometimes their relationships with family and friends. All these feelings make it hard for them to pay attention to and adhere properly to the medical instructions. The patient in our episode for this lesson was disappointed and even 5 depressed. That's when you as a nurse need to activate your comforting communication skills. First you need to acknowledge the patient's efforts, and then to encourage them to continue working to recover from illnesses and injuries. Relieving the patients' concerns and anxieties, and stressing the positive picture for the future is an important professional 10 responsibility you can perform. Your role is to help relieve the patient's discomfort, and feel positive about the patient's ability to cope with the challenges of illness, injury, and disability. You should feel fortunate to be given such a wonderful rewarding opportunity.

Comprehension Check

1. What is the negative outcome of a patient's concern about illness?
   a. The patient may not be able to follow the doctor's instructions.
   b. The patient will continue making efforts to recover from illness.
   c. The nurses may not fully improve their communication skills.

2. What should a nurse do to comfort a patient?
   a. Give an opportunity to express their disappointment.
   b. Acknowledge the patient's efforts and encourage them to continue.
   c. Pay attention to the patient's failure to listen to their doctors.

5 非言語面について

姿勢

　私たちは手や顔、目、声などの身体の一部や、服装をはじめとする人工物など、ありとあらゆるものを非言語コミュニケーションの道具として使うことができます。このうち、意外と気づかないのが姿勢です。立って、あるいは座って話すのか、胸を張ったり、肩を落としたり、また腕組みして相手と向き合うのか、といった姿勢の違いで、言葉を発する前から何らかのメッセージを送っていることに気づきましょう。治療効果が今ひとつで、リハビリなどで努力しているのになかなか良くならないでがっかりしている患者と接する際、その患者がベッドに横たわっているのに、立ったまま上から見下ろすような姿勢で臨むと、いくらなぐさめの言葉を発しても、患者は「大事にしてもらっている」という気持ちにはなりません。日頃から、自分がどんな姿勢で人と話しているか、観察してみましょう。

6 自由会話の練習   Audio 33

　期待していたことが起こらなかったり、努力の結果が実らなかったりして落胆することは誰にでもあります。そんな相手をなぐさめ、元気づけるにはどんな表現が使えるか、練習しましょう。友人Aはバイトの面接で不採用となり、がっかりしています。

A：ねえ、ちょっと聞いてくれる？　この前、新しいコンビニのバイトの面接受けたの覚えてる？
　　あれ、採用されなかったんだ。できるだけのことはしたし、必ず採用されると思ってたのに、
　　ダメだった。

_____

_____

B：それは残念だったね。でも、だからって世の中終わりじゃないし、次はうまくいくよ、きっと。

_____

_____

A：そうかもしれないけど。でも、がっかりじゃない？

_____

B：まあね。でもさ、良いほうに考えればいいじゃない。次をがんばるのに、今回の経験を使って
自分の動機づけにすればいいよ。

_____

_____

A：なるほどね。じゃあ、これを学習の機会ととらえるよ。

_____

B：そうだよ！

_____

▶ Vocabulary

rehab	リハビリ　◎rehabilitationの略語。
session	ここではリハビリを始めて終わるまでの「一度の集まり」を指す。
hall	広いスペース、ホール　◎ここでは「廊下」の意。hallwayとも言う。
proud of	誇りに感じる　◎ "I'm proud of you." は強い賛辞、褒め言葉。
hurdle	ハードル　◎比喩的に困難や難関を表す。
quit	(特に突然) やめる ◎過去形もquit。自動詞として「今やっていることをやめる」。他動詞として仕事、酒やたばこを目的語に取るため、I quit smoking「タバコをやめた」となる。
inevitably	否応なく、必然的に
vulnerable	傷つきやすい、壊れやすい
adhere (to)	もともとは「くっつく」の意味。adhesiveは「接着剤」。ここでは「(医師などの) 指示に従う」ことを指す。
properly	正しく、適切に、本格的に
depress	落胆、絶望させる
activate	動員する、行動に移す ◎プリペイドカードなどを初めて使う際も "Activate your card." と言う。
acknowledge	認める、承認、承知する
cope with	(主に困ったことに) 対処する
opportunity	機会　◎chanceとほぼ同義。
hire	雇う、採用する⇔fire「解雇する、クビにする」
bummer	がっかりした嫌な体験、失望

Communicate to Apologize

長い時間待たせた患者に謝る

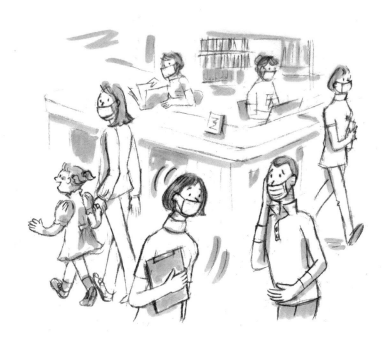

1 Dialogue

次の会話をパートナーと練習してみましょう。

A. 相 手 ： Excuse me. I've been waiting for more than an hour. Some people who came after me have already seen the doctor. I may have been skipped. I have a stomachache.

B. あなた ： Let me check and find out….I'm sorry. These people had appointments, and you came without one.

C. 相 手 ： Ok, then, how long will it be before I can see the doctor?

D. あなた ： It should be just a few more minutes. I'm sorry again, and let me see what I can do for you. You must be tired from waiting for long with your stomachache.

E. 相 手 ： Oh, no, that's all right. You are just doing your job.

F. あなた ： Are you sure you can wait for another few minutes?

G. 相 手 ： Absolutely!

2 Useful Expressions to Apologize

I'm sorry. の別の言い方を練習しましょう。

a. I'm terribly sorry.

☞ terribly, so, very, truly によって申し訳なさの程度を高められます。

b. I apologize.

☞「私は謝罪する」ではあまり謝っていないようにも聞こえますが、
公式な謝罪の場面ではよく使われる表現です。

c. I regret (my mistake).

☞「私のミスを後悔する」では謝っていないようにも聞こえますが、自分の非を認め、
相手に迷惑をかけたことを反省している気持ちを表すので、正式な謝罪と受け止められます。

d. I feel bad about it.

☞「私はそれを悪く感じる」ですが、「私は気分を害している」の意味なので、相手への謝罪の
意味合いは薄れます。こちらに責任がある場合に使うと他人事に聞こえるので要注意。

e. Excuse me.

☞ 軽く肩が触れた、ぶつかりそうになったような場合とっさに言う「ごめんなさい」ですから、
重大な謝罪には使いません。

3 Listening & Substitution Practice

Audio 35

音声を聞いて空所を埋め、〈1 Dialogue〉の代わりとなる表現を学びましょう。それぞれ〈1 Dialogue〉
のA～Gに対応しています。正しい表現は一つではありません。

A. ＿＿＿＿＿＿＿＿＿ ＿＿＿＿＿＿＿ ＿＿＿＿＿＿＿＿ ＿＿＿＿＿＿＿＿＿.

と呼びかけたり、＿＿＿＿＿＿＿＿ ＿＿＿＿＿＿＿＿ ＿＿＿＿＿＿＿

＿＿＿＿＿＿＿＿？ と言うと切迫感を表します。＿＿＿＿＿＿＿＿

＿＿＿＿＿＿＿ ＿＿＿＿＿＿＿ ＿＿＿＿＿＿＿ ＿＿＿＿＿＿＿

＿＿＿＿＿＿＿.「1時間以上になる」でも同じ意味です。

B. 「申し訳ありませんが、予約されていませんので」と言いたいのであれば、 ＿＿＿＿＿＿＿＿＿＿

＿＿＿＿＿＿＿＿＿, ＿＿＿＿＿＿＿＿＿ ＿＿＿＿＿＿＿＿＿ ＿＿＿＿＿＿＿＿＿

make an appointment. でも相手の気分を害することにはなりません。

＿＿＿＿＿＿＿ ＿＿＿＿＿＿＿ ＿＿＿＿＿＿＿

＿＿＿＿＿＿＿ ＿＿＿＿＿＿＿ ＿＿＿＿＿＿＿. と言うと「予約をしな

かったあなたが悪い」というニュアンスになり、状況は一変するので気をつけましょう。

C. ＿＿＿＿＿＿＿ ＿＿＿＿＿＿＿ ＿＿＿＿＿＿＿ ＿＿＿＿＿＿＿

＿＿＿＿＿＿＿? とも言えます。

D. ＿＿＿＿＿＿＿ ＿＿＿＿＿＿＿ ＿＿＿＿＿＿＿ ＿＿＿＿＿＿＿

＿＿＿＿＿＿＿ ＿＿＿＿＿＿＿. と言うと「待つことはあなたを悩ませている

でしょう」と表現できます。＿＿＿＿＿＿＿ ＿＿＿＿＿＿＿

＿＿＿＿＿＿＿ ＿＿＿＿＿＿＿? と尋ねると親切です。

E. 「仕方ありませんね」と伝えたいので、＿＿＿＿＿＿＿ ＿＿＿＿＿＿＿

＿＿＿＿＿＿＿ ＿＿＿＿＿＿＿ ＿＿＿＿＿＿＿. や、

There's ＿＿＿＿＿＿＿ ＿＿＿＿＿＿＿ ＿＿＿＿＿＿＿

＿＿＿＿＿＿＿ ＿＿＿＿＿＿＿ ＿＿＿＿＿＿＿. でも、「あなたのせい

ではない」と伝えられます。

F. ＿＿＿＿＿＿＿ ＿＿＿＿＿＿＿ ＿＿＿＿＿＿＿ ＿＿＿＿＿＿＿

＿＿＿＿＿＿＿? や単に ＿＿＿＿＿＿＿ ＿＿＿＿＿＿＿

＿＿＿＿＿＿＿? でも十分でしょう。

G. Yesよりも強い表現、ほかには ＿＿＿＿＿＿＿ ＿＿＿＿＿＿＿. や、

＿＿＿＿＿＿＿ ＿＿＿＿＿＿＿. があります。

英文を読んで、下記の質問文に対して適切な答えを選びましょう。

謝る

Apologizing is not easy, but it is essential communication in circumstances where an error must be acknowledged, properly attributed to an individual or an organization, and human relationships need to be maintained for further medical treatment, so a serious consequence such as litigation can be avoided. We need to apologize for many reasons, ranging from 5 minor incidents to serious human errors. Let's hope you will never need to show remorse or apologize for any major incidents involving human life or substantial financial compensation. You do, however, need to show your regret for something that has caused inconvenience to your patient. Always try to be as constructive as you can, apologizing for the error 10 and offering feasible solutions to the problem. Avoid blaming yourself too much, as only showing how bad you feel about yourself does not get anybody's sympathy. Be sincere!

Comprehension Check

1. An apology is necessary, when
   a. the relationship between a nurse and the patient needs to be maintained.
   b. only major incidents took place that require legal actions.
   c. the error is attributed to the clinic, but not to the nurse.

2. How can you make your apology constructive?
   a. by blaming yourself for the cause of the error
   b. by giving compensation to the patient such as money
   c. by offering specific solutions that can be practiced

5 非言語面について

時間（間合い）、turn-taking

　私たちはありとあらゆるものを非言語コミュニケーションの道具として使えると述べましたが、「間」もその一つです。具体的には空間、そして時間です。友人からのSNSのメッセージにすぐに返信するか、数時間、あるいは数日置いて返事を出すかで、文面は同じでも、まったく違ったメッセージになりますよね。患者に謝罪する際、最も気をつけるべき非言語の一つが間の取り方でしょう。相手から不平不満をぶつけられて、ひと呼吸置いて「ごめんなさい」と言うのと、相手の発言をさえぎるようにして「すみません」と言うのとでは、「同じ」謝罪のメッセージにはなりません。発言したり、させたりを、タイミングを考えながら行うのをターン・テーキング（turn-taking）と呼びます。それぞれの文化で「普通」と考えられるターン・テーキングは異なります。日本ではある程度間を置くことが普通であるのに対して、米国など沈黙を嫌う文化もあります。異文化では一瞬の間が違う意味を持つかもしれないことを理解しておきましょう。

6 自由会話の練習   Audio 37

　人に謝るのは楽しいことではありませんが、謝罪の方法、また謝罪するかしないかの選択はその後の人間関係はもちろん、自分自身の生き方にも影響を与えかねない、重大な要因でもあります。相手や状況によってさまざまな謝り方があります。

A：この前は急にミーティング欠席してごめん。

_____

B：そうね、結構大事なこと話したから、後で確認しておいてね。それより、なぜ急に来られなくなったの？　なにか、困ったことでもあった？

_____

_____

A：いや、たいしたことじゃないんだ。ただ、他の約束があったことを確認してなくて…。

_____

_____

B：それは問題だね。今後はそんなことにならないように、スケジュール管理しなくちゃね。

_____

_____

A：うん、その通り。時間の管理ができないと、みんなに迷惑かけるし、何よりも自分が困ったことになるもんね。

_____

_____

B：まったくそうだね！　じゃあ、前回話し合って決めたことを一緒に確認しよう。

_____

_____

▶ Vocabulary

apologize	謝る　◎名詞はapologyで、offer my apology=apologize
skip	スキップする、（順番などを）飛ばす
tired from ~	～で疲れている　◎tired ofは「～に飽きた」「退屈している」なので注意。
absolutely	絶対に　◎強い合意を示すときに用いる。
regret	残念に思う、後悔している　◎名詞としても使う。
bother	うるさがらせる、イライラさせる ◎ "What's bothering you?"「どうしたの？」
essential	大切な、必要不可欠な
circumstance	（主に社会的）環境、状況
attribute	原因を求める ◎ "Attribute the error to an individual."「その過ちの原因を一個人のせいにする」
litigation	訴訟　◎個別の訴訟はlawsuitと言う。
remorse	後悔、反省
substantial	相当な、実質的な、たっぷりとした ◎名詞substanceは「モノ、物質」以外に、「中毒性のある薬物」を指すことがある。
compensation	補償、報酬　◎給与や賞与を指すこともある。
inconvenience	不便なこと、迷惑⇔convenience ◎ convenience store「コンビニ」（どこにでもあって便利な店）
constructive	建設的な⇔destructive
feasible	実行、実現できる
sympathy	同情　◎empathy「共感、感情移入」と同じではない。

Communicate to Criticize

ネット情報だけを根拠に自己診断する患者に注意する

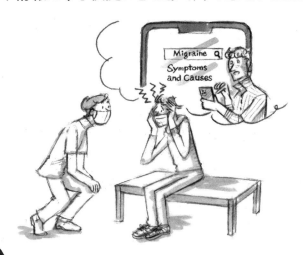

1 Dialogue

Audio 38

次の会話をパートナーと練習してみましょう。

A. 相 手：I think I have a migraine and need some painkillers. I have already taken some aspirin but it doesn't seem to be working.

B. あなた：Have you been diagnosed with a migraine? Are you sure your headache is coming from migraine?

C. 相 手：Yes, I'm pretty sure. I have all the symptoms.

D. あなた：Don't be so sure, and do not just believe everything on the Internet. Each case is different. You must be first examined by a doctor. If you are diagnosed with a migraine, the doctor will suggest ways to treat it along with some prescriptions.

E. 相 手：Oh, but my friend always goes online for diagnosis, prescription, treatment, etc.

F. あなた：Each person including me has different medical histories, genetic make-ups, etc. You shouldn't just accept everything online, as it is generic.

G. 相 手：I suppose you are right. I'll wait for my turn.

H. あなた：Good! Let me know if there's anything I can do for you while you are waiting.

2 Useful Expressions to Criticize

You shouldn't just accept everything online. の別の言い方を練習しましょう。

a. You shouldn't rely too much on the information you find online.

☞「ネットで見つけたことにあまり頼るべきではない」という柔らかい注意の仕方です。

b. Don't believe everything posted online.

☞「ネットで見つけたことをすべて信じるな」と命令形にすると、いくらか強さが増します。

c. The information online is generic, and it may not apply to you.

☞「ネット上の情報は一般的なもので、あなたにはあてはまらないかもしれない」と注意を促します。

d. Consult your physician first, and then use online information only as supplement.

☞「医師に相談して、それからネット情報を補助として使ってみては?」と代替案を示します。

e. It's your own health you should be concerned about, and the Internet can't cure you.

☞「心配すべきはあなたの健康、ネットは治してくれない」とやや皮肉っぽく注意します。

3 Listening & Substitution Practice

Audio 39

音声を聞いて空所を埋め、〈1 Dialogue〉の代わりとなる表現を学びましょう。それぞれ〈1 Dialogue〉のA〜Hに対応しています。正しい表現は一つではありません。

A. ＿＿＿＿＿＿＿ ＿＿＿＿＿＿＿ ＿＿＿＿＿＿＿ ＿＿＿＿＿＿＿

＿＿＿＿＿＿＿, and it's my migraine that's causing it. と言えば、「頭がズキズキ痛くって、偏頭痛のせいです」と頭痛の種類に触れて緊急性を強めます。

B. 「なぜそんなことが分かるのですか?」と問いかけたいなら、＿＿＿＿＿＿＿

＿＿＿＿＿＿＿ ＿＿＿＿＿＿＿ ＿＿＿＿＿＿＿? と

直接的に言いましょう。

C. ＿＿＿＿＿＿＿ ＿＿＿＿＿＿＿ ＿＿＿＿＿＿＿ ＿＿＿＿＿＿＿.

「私のことだから分かる」と強調する患者もいるでしょう。I'm pretty sure. は「多分間違いない」程度です。

D. _____ _____ _____ _____

_____ on the Internet. でも同じです。_____

_____ _____ _____ _____

you have a migraine, your doctor will tell you what to do. で「確かに偏頭痛だと分かった
ら、先生が指示してくれます」。

E. 「誰だって今ではネットで情報を集めますよ」と言うのであれば、_____

_____ _____ _____ _____

they need online. でしょう。

F. 単に _____ _____ _____. と短く言うと説
得力が強まる場合もあります。

G. Ok, _____ _____ _____

_____ _____. だと、「分かりました、今回は言うとおりにし
ます」と素直に自分の非を認めることになります。

H. 看護師として、批判、注意のしっぱなしでは冷たいのでこのように言っています。ほかには、

_____ _____ _____ _____

_____ _____? などと言ってもよいでしょう。

4 Lecture

Audio 40

英文を読んで、下記の質問文に対して適切な答えを選びましょう。

批判する

You may not associate criticizing with nursing, but it is important to know how to be stern with your patients. Successfully criticizing leads not only to better medical care, but also to your job satisfaction and further motivation to excel as a professional. Patients refer to abundant and often inappropriate online information. Media literacy should enable 5 them to choose credible information over anonymous and questionable hearsay. Unfortunately, we are not equipped with sufficient experience or knowledge. You need to explain to the patients calmly and objectively why they should not trust everything on the Internet. Criticizing is not the same as denying someone altogether, but an act of providing appropriate 10 information. You criticize your patients, not to take your anger and frustration out on them, but for your patient to have access to the best and personalized care they deserve. Criticize the patient's errors with sincerity.

Comprehension Check

1. What are the positive outcomes of criticizing well?
   a. patient's better medical care and the nurse's satisfaction with the profession
   b. more online information available to both patients and nurses
   c. motivation for the nurse to be better than the patient

2. Media literacy
   a. allows nurses to deny what the patient says.
   b. gives us more knowledge in how the patient should cope with anger.
   c. enables us to distinguish useful from misleading information.

5 非言語面について

相づち　Too much is worse than too little.

　相手の話を聞いているときに言う「そう、そう」とか、「はい」などの相づちは言語と非言語の間にあり、準言語、周辺言語（パラランゲージ）と呼ばれます。英語では uh-huh, right, yes, yeah などがそれにあたりますが、日本語と英語とでは相づちの使い方にやや相違があります。話の内容とその理解に重点を置く英語話者と比較して、相手との関係を大事にする日本人の多くは、話を聞きながら絶え間なく「はい、はい」、「ふん、ふん」と言う癖があるようです。内容をよく理解しているかいないかにかかわらず、yes や right などと言うと、相手はこちらが理解しているだけではなく、相手の要求や主張に合意している、と解釈することが多いので注意が必要です。ひとまとまりの話を聞いて、しっかりと理解した時だけ相づちを打ち、もし理解できないことがあれば、Wait, can you say that again? などと言って繰り返してもらう必要があります。言語と非言語の境界は一本の線で示すことはできないことがわかりますね。

6 自由会話の練習
Audio 41

　人の誤りを指摘するのは簡単なことでも楽しいことでもありませんが、友人、仲間、同僚だからこそ間違いは間違いとして指摘し、そして改善策を建設的に提案することが必要です。怒りや不満をぶつけるのではなく、「共に」という気持ちが大切です。

A：この前年配の患者さんを「おじいちゃん」って呼んでたでしょう？

_____

_____

B：うん、そう呼んだほうが喜んでくれると思って。

_____

A：中にはそんな人もいるけど、あの方と一緒に来てた娘さんはちょっと嫌な顔してたよ。

_____

_____

B：え、そう？　気がつかなかった。

_____

A：人によって違うから、使い分けたほうがいいと思う。私もそれで気まずい思いをしたことがあるから。

_____

_____

B：ありがとう、教えてくれて。これから気をつける。

_____

▶ Vocabulary ···

migraine	偏頭痛
painkiller	痛み止め　◎「痛みを殺すもの」という意味から。
aspirin	アスピリン
medical history	病歴、既往症
genetic make-up	体質　◎英語では「遺伝子の構成」という言い方をする。
generic	ジェネリック、一般的な、誰にでも適用できる
post	（インターネットなどに）掲示する
consult	相談する　◎consultant「コンサルタント」は相談に乗ってくれる人。
supplement	補充　◎日本語では省略して「サプリ」と言う。
stern	厳格な、厳しい
excel	（能力や成績などが）優れる　◎excellentは形容詞。
abundant	豊富な
media literacy	メディアリテラシー
anonymous	匿名の
deceptive	虚偽の　◎動詞deceiveは「だます」。
hearsay	噂　◎hear「聞こえる」＋say「言う」＝聞いたことをそのまま人に伝える。
personalize	個人化する＝その人特有のものにする
zeal	熱意、情熱

Communicate to Persuade

開腹手術後、起きて歩こうとしない患者を説得する

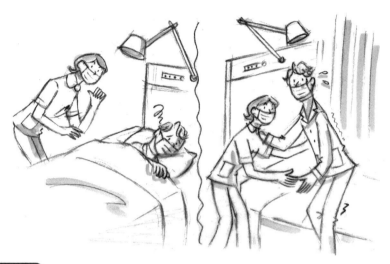

1 Dialogue

Audio 42

次の会話をパートナーと練習してみましょう。

A. あなた：Your doctor says you should start moving around. Are you ready to walk to the bathroom?

B. 相　手：Not quite. It still hurts, and I worry that if I get up my wound may open again.

C. あなた：No, that won't happen. Your wound has been healing nicely. You need to practice walking to help improve your blood flow, and that will speed up your recovery.

D. 相　手：Are you sure? I'm scared.

E. あなた：I know. It's up to you, but I have seen many people choose to stay in bed long and end up staying in hospital longer. I'll give you a hand and stay with you.

F. 相　手：Ok. We'll give it a try.

G. あなた：Very good. First slowly sit up on the bed, then bend your knees. I'll let you use my shoulders to get off the bed and stand up. Just put your hands on my shoulders.

H. 相　手：All right. Here we go…

2 Useful Expressions to Persuade

It's up to you. の別の言い方を練習しましょう。

a. You should think about it.

☞ You を主語にして、「考えるのはあなた」と強調できます。

b. It's your choice.

☞ 特に your を強めると「私には決められない」と伝えられるでしょう。

c. Do what you want.

☞ 「好きにしなさい」と突き放した、「あなたのためにと勧めたけど、あとは知らない」という
「最後通達」なので、よほどの場合のためにとっておきましょう。

d. I don't care what you want to do.

☞ 「あなたがどうしたいか、私には関係ない」と、c.よりさらに強い、冷たい言い方です。

e. The ball is in your court.

☞ 「(テニスや卓球などで)ボールはあなたのコートにある」と言って、
「それをどうするかはあなた次第」という比喩表現です。

3 Listening & Substitution Practice

Audio 43

音声を聞いて空所を埋め、〈1 Dialogue〉の代わりとなる表現を学びましょう。それぞれ〈1 Dialogue〉
のA～Hに対応しています。正しい表現は一つではありません。

A. Your doctor _____ _____ _____

_____ _____ _____ to walk around.

「歩き始めることに許可（青信号）を出しました」と、少しおもしろい表現もできます。

B. 「いや、まだ」は _____, _____ _____. と

単純に答えても良いでしょう。 _____ _____

_____ _____ _____ _____.

でも、「傷口が開くのではと心配」の意味を伝えられます。

C. 「心配しなくていいですよ」と言いたければ _____ _____. です。

D. I'm scared. の代わりに ＿＿＿＿＿＿ ＿＿＿＿＿＿ ＿＿＿＿＿＿

＿＿＿＿＿＿ ＿＿＿＿＿＿ ＿＿＿＿＿＿. 「その気になれない」 や、

I want to ＿＿＿＿＿＿ ＿＿＿＿＿＿ ＿＿＿＿＿＿

＿＿＿＿＿＿ ＿＿＿＿＿＿. 「あと一日だけ待って」

と言う患者もいるでしょう。

E. 「あなたの気持ちは分かる」 は ＿＿＿＿＿＿ ＿＿＿＿＿＿

＿＿＿＿＿＿ ＿＿＿＿＿＿ ＿＿＿＿＿＿, や、

＿＿＿＿＿＿ ＿＿＿＿＿＿ ＿＿＿＿＿＿ ＿＿＿＿＿＿

＿＿＿＿＿＿. とも言えます。

F. I'll ではなく、We'll と言って患者・看護師をひとまとまりに考える姿勢を見せられます。

＿＿＿＿＿＿ ＿＿＿＿＿＿ ＿＿＿＿＿＿

＿＿＿＿＿＿. 「じゃあ、ちょっとやってみましょうか」 と伝えられます。

G. 身体の動かし方の指示を出さなくてはいけません。「仰向けに寝て下さい」 は

＿＿＿＿＿＿ ＿＿＿＿＿＿ ＿＿＿＿＿＿ ＿＿＿＿＿＿. や

「（私の）首に手を回して下さい」 は Put your ＿＿＿＿＿＿

＿＿＿＿＿＿ ＿＿＿＿＿＿. と言いましょう。

H. ＿＿＿＿＿＿, ＿＿＿＿＿＿ ＿＿＿＿＿＿ ＿＿＿＿＿＿.

だと 「さあ、じゃあやってみよう」 という感じです。

4 Lecture

英文を読んで、下記の質問文に対して適切な答えを選びましょう。

説得する

Persuading someone to think or behave in a certain way is what you would often find yourself doing in clinical situations. It is certainly different from just telling your patients to do something against their will. Successful persuasion involves collaboration between you and your patients. Your genuine concern for the patients' well-being, trustworthiness as a medical 5 professional, and logical consistency all contribute to good persuasion. When you and your patients exchange messages, you need to help them "internalize" them, by understanding the essence of the messages and imagining what the consequences mean to them. You also need to make your patients believe that they have a choice as to accepting or rejecting 10 your suggestions. Then and only then the patients will realize that they have decided on their own to accept your propositions and change their behavior. Good persuasion, therefore, is your patient's self-persuasion.

Comprehension Check

1. Persuasion is
   a. one-way communication from medical professionals to patients.
   b. not complete without the patient's sincere attitudes toward the nurse.
   c. a result of collaboration between a medical professional and a patient.

2. Patient's internalization of persuasive messages means
   a. the nurse does not need to be concerned about whether the patient has understood.
   b. the patient knows the result of changing their behavior without asking anyone.
   c. the patient needs to understand the meanings of the messages on their own.

5 非言語面について

接触

　私たちは視覚、聴覚、触覚、嗅覚、味覚の五感すべてを使ってコミュニケーションします。その中で、最も敏感である触覚は医療、看護の場面でたいへん大きな役割を担う感覚です。普通の状況では考えられませんが、看護では初対面の人同士がお互いの体に触れることはよくある、そして必要でもある非言語行動です。それだけに、体のどの部分をどのように、またどの程度頻繁に触れるのか、ということによって相当異なる意味や感情を伝えることにもなります。友人や恋人同士が体を触れ合う対人接触と、看護師と患者の間の「プロフェッショナル・タッチ」（職業上の接触）との間には目的、結果、また方法に大きな違いが存在します。口では優しいことを言っていても、患者の体の触り方が乱暴だったり、投げやりだったり、また執拗だったりすると、説得力は一気に失われます。私たちは、言葉だけではなく、体全体を使ってコミュニケーションしていることを自覚しましょう。

6 自由会話の練習　　　　　　　　　　　　　　　　　　　　　　　Audio 45

　説得という言葉には「説き伏せる」とか、「言いくるめる」といったニュアンスがあると思う人は多いのではないでしょうか。このレッスンで学んだとおり、真の説得はメッセージを受け取った人が、自分で考え、自分の行動を変えたり、あるいは変えないことを決めたりする「自己説得」です。友人同士の次のような会話でも説得が行われています。

A：私、看護師には向いてないんじゃないかって最近思うようになって、学校やめるかも。

_____

_____

B：え、なんで？　せっかくここまで来たんだから、もう一息じゃない。私に話したってことは、まだ迷いがあるってことじゃない。

_____

_____

A：そうかなあ。でも、言われてみればそうかもね。確かに決めきれてないね。

_____

_____

B：学校辞めてどうするか、このまま続けたらどうなるか、一緒に考えてみようよ。

_____

_____

A：そうね、辞めるのはいつだってできるし、もう少し考えてみようかな。

_____

_____

▶ Vocabulary··

bathroom	トイレ ◎浴室ではないので注意。powder room（女性用トイレ）、restroom, washroom, women's (men's) room も使う。
wound	傷、傷口 ◎cut「切り傷」、scratch「かすり傷」、bruise「打撲による傷」、scar「傷跡」など使い分ける。
blood flow	血流
speed up	速める
recovery	回復　◎動詞はrecover (from)
scared	怖がる　◎形容詞はscary「怖い」
end up	（後に ~ing をともなって）「結局～になる」
sit up	（寝ている状態から）座る、体を起こす
bend	曲げる、折る
knees	膝　◎両膝を表す場合は複数で使う。「膝の上に置く」場合の膝はlap。
choice	選択すること ◎動詞はchooseで、chose, chosenと変化する。日本語の「チョイスした」は文法的に誤り。
collaboration	協力、協働　◎日本語の「コラボ」とはニュアンスがやや異なる。
well-being	幸福、健康
trustworthiness	信頼できること、信憑性
logical	論理的な
consistency	一貫性
contribute	貢献する
consequence	結果、結末
proposition	提案、説得内容

69

Communicate to Manage Differences

主張が強い患者との対立を乗り越える

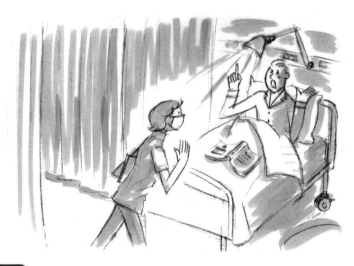

1 Dialogue

Audio 46

次の会話をパートナーと練習してみましょう。

A. あなた：Excuse me. It's eleven o'clock. We need you to turn off the light and go to sleep, please.

B. 相　手：I was reading, because it usually puts me to sleep. In my country we don't share a room with other patients, so we can go to sleep any time we want.

C. あなた：Right, but you are in Japan. You are sharing the space with other patients who need rest. I'm sure you would understand if you were in their situation.

D. 相　手：I'm paying to stay here, so I could do what I want.

E. あなた：So is everybody else.

F. 相　手：You have a point there. Can you give me a sleeping pill to help me fall asleep?

G. あなた：That is out of the question.

H. 相　手：Ok, I guess I will just try to go to sleep.

2 Useful Expressions to Manage Differences

I'm sure you would understand if you were in their situation. の別の言い方を練習しましょう。

a. Can't you understand?

☞「分かりませんか？」という攻撃的な言い方です。短いだけにインパクトが強いです。

b. You should know better.

☞「分かるはずですよね？」と諭す表現である一方、「そんなことも分からないのか」という意図を暗示します。

c. I don't know what will make you understand.

☞「何があなたを理解させるか、私には分からない」と、呆れ気味に言っています。

d. Put yourself in their shoes, and you would know.

☞「あなたに彼らの靴を履かせてみてください（彼らの立場で考えてみてください）。そうすれば分かるでしょう。」という表現です。

3 Listening & Substitution Practice

Audio 47

音声を聞いて空所を埋め、〈1 Dialogue〉の代わりとなる表現を学びましょう。それぞれ〈1 Dialogue〉のA〜Hに対応しています。正しい表現は一つではありません。

A.「消灯時間を過ぎています」は ＿＿＿＿＿＿＿＿ ＿＿＿＿＿＿＿＿

＿＿＿＿＿＿＿＿. です。お願いするのであれば ＿＿＿＿＿＿＿＿

＿＿＿＿＿＿＿＿ ＿＿＿＿＿＿＿＿ ＿＿＿＿＿＿＿＿

＿＿＿＿＿＿＿＿? と言えます。へりくだり過ぎは効果的ではありません。

B. We ＿＿＿＿＿＿＿＿ ＿＿＿＿＿＿＿＿ ＿＿＿＿＿＿＿＿

＿＿＿＿＿＿＿＿ ＿＿＿＿＿＿＿＿. であれば「好きなことは何でもできる」です。

C. ＿＿＿＿＿＿＿＿ ＿＿＿＿＿＿＿＿, ＿＿＿＿＿＿＿＿ ＿＿＿＿＿＿＿＿

＿＿＿＿＿＿＿＿ ＿＿＿＿＿＿＿＿. と言えば、「それはあなたの国の話、ここは日本です」となります。Would you like to ＿＿＿＿＿＿＿＿ ＿＿＿＿＿＿＿＿

＿＿＿＿＿＿＿＿ ＿＿＿＿＿＿＿＿ ＿＿＿＿＿＿＿＿? は個室に移る提案です。

D. _____ _____ _____ _____.

さらに _____ _____ _____

_____. と言えば「私は客だ」という主張で、病院をサービス業と勘違いして

いる人の言いそうなことです。

E. この表現は _____ _____ _____

_____, _____. の別の言い方です。

F. 「そう言われてみればそうだ」という気持ちの別の表現は、

_____ _____ _____. や、

_____ _____ _____

_____ _____. などさまざまです。

G. _____ _____ _____ _____

_____. 「無茶なことを」、親しい友人間では _____

_____ _____? などと言うこともありますが、この状況では

単に No! でも十分でしょう。

H. 自分のメンツを守るために _____ _____

_____ _____. などと言ってもいいでしょう。

_____ _____. も同じ意味です。

4 Lecture

英文を読んで、下記の質問文に対して適切な答えを選びましょう。

Communicate to Manage Differences

対立を処理する

When you need to cope with differences in opinions, goals, interests, etc., with your patient, you must employ a full range of communication skills to maintain a good relationship. Conflict is potentially dangerous, and many Japanese people try to avoid direct confrontations by utilizing strategies such as indirect and implicit expressions or resorting to a third party. 5 Many international visitors to Japan, on the other hand, do not always have negative impressions about conflicts, and some of them even enjoy and welcome an opportunity to discuss the differences. In a situation where many Japanese would be concerned about "face," or reputation, as poor handling of different opinions may end their relationships, people 10 from other cultures may not regard it as devastating or uncomfortable. You can and must be direct and explicit, as we saw in our episode, so you can clarify the differences and negotiate with, or perhaps persuade the patient.

Comprehension Check

1. Conflict due to differences in goals and interests is potentially dangerous, because
   a. the people involved in it may have negative impressions about Japan.
   b. it may cause the "faces" of the people involved to be ugly.
   c. the way the differences are managed may end the personal relationship.

2. Many Japanese, in comparison to people in many countries, tend to
   a. avoid directly confronting each other even when there are differences in opinions.
   b. use simple and direct communication messages to deal with the differences.
   c. look for a third person who can be responsible for the conflict.

5 非言語面について

ジェスチャー

　非言語と言えば思いつくのが指や手を使ったジェスチャーでしょう。使用する言語や文化に関係なく、同じ意味で使うことができることも多いので、言葉が使えないときに効果を発揮します。でも、「同じ」動作でも使われている国や地域とそうではないところがあったり、さらにはまったく別の意味で使われるため、想像もしない誤解を招いたりすることがあるのもジェスチャーですから注意が必要です。特に看護の、さらにこのレッスンで学んだ対立の場面では、ちょっとした誤解や食い違いが思わぬ事態に発展することもあり得るので要注意です。たとえば、人差し指と親指で○（まる）を作る動作は、日本では「良い！」、あるいはお金を指す際に使いますが、これがお金を示すのに使われるのは日本だけのようです。多くの国や文化ではOkを示しますが、中には侮辱や性的内容を伝えるために使われる国や地域もあるので日本の常識は世界の常識ではない、ということを知っておきましょう。

6 自由会話の練習 　　　　　　　　　　　　　　　　　　　Audio 49

　友人と意見や関心、目標などが食い違うと、その程度や対処の仕方によっては人間関係が壊れることもあります。しかし、人は容姿や性格、生活環境などが異なるので、みんな同じであるはずはありません。違いを知り、話し合って関係が深まることもあるので、「違いを楽しむ」余裕を持ちましょう。シェアハウスで生活する人同士ではこんなことも起こるでしょう。

A：家に人を呼ぶことについてルール作っておこうよ。

_____

B：えー？　好きなときに好きなだけ呼べばいいんじゃない？

_____

A：大事な仕事があるときや、静かに考え事をしたいときに騒がれると迷惑だよ。たとえば先週末、私がレポートで大変だった時にあなたの友だちが来てたでしょう？

_____

_____

B：じゃあ、なんであのとき「静かにしてよ」って直接言わなかったの？　どこか外にでも行ったのに。

_____

_____

A：だって、楽しそうに話してるのにそんなこと言われたらいやでしょう？

_____

B：まあね。じゃあ、これからは何か言いたいことがあればその時に言う、ってルールにしない？

_____

_____

A：それ、悪くないかも！

_____

▶ Vocabulary ···

turn off	明かりなどを消す、電源を落とす
go to sleep	眠りにつく、寝る
put ~ to sleep	〜を眠りにつかせる ◎ "That class usually puts me to sleep." 「あの授業は（退屈なので）眠くなる」
fall asleep	眠る、眠りに落ちる
out of the question	問題外 ◎「冗談じゃない」という気持ちを示す。
mix	混じる、混ぜる ◎ "Drinking and driving don't mix." と言えば、「飲むこと（飲酒）と運転は（うまく）混じらない」＝「飲酒運転は絶対ダメ」。
private	私的な、個の⇔ public ◎ private room は「個室」。
customer	客 ◎お金を払って物を買ったり、サービスを受けたりする顧客。
guest	大切な客 ◎お金を払っているとは限らず、国、組織、個人を訪れる賓客（ひんかく）。
unreasonable	無分別な ◎日本語で「リーズナブル」と言うと（値段が）安いという意味で使われることが多いが、安いとは限らない。「質や量に価格が見合っている」の意。
kid	冗談を言う ◎「子」の通称でもあるが、同じ綴り、発音で意味が異なる単語。
cope with	対処、処理する
conflict	対立 ◎紛争、闘争、摩擦なども指す。
confrontation	論争、対立 ◎相手との違いに正面から立ち向かうことを指す。
implicit	暗黙の、暗示された⇔ explicit
resort	頼る ◎多忙な毎日から逃れて癒しを求めるという意味合いからリゾートは「行楽地」を指すようになった。
third party	第三者
face	面子（メンツ）、体面、立場
devastating	破壊的な、衝撃を与える

Communicate to Inform

患者に大切なことを分かってもらう

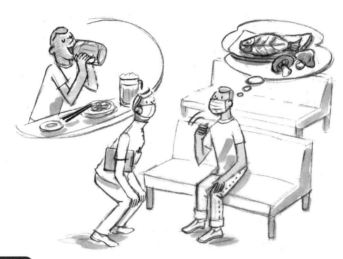

1 Dialogue

Audio 50

次の会話をパートナーと練習してみましょう。

A. あなた：Do you know what to do to control your uric acid value?

B. 相　手：Sure. I will cut down on beer, so I don't have to worry about gout. I hear it's really painful.

C. あなた：Yes, it is. But I don't think you understand correctly what to do about your diet.

D. 相　手：Why not? I thought the high uric acid value was attributed to my beer consumption, as I drink a lot of beer.

E. あなた：That's not true. Any alcohol keeps your body from discharging uric acid from your blood. The purine body contained in a lot of foods increases the uric acid, not just beer.

F. 相　手：I had no idea. What kinds of food should I watch out for?

G. あなた：Many kinds such as dried fish, and vegetables like dried mushrooms.

H. 相　手：I suppose purine body has nothing to do with whether the food is healthy. I think I am beginning to understand it's not just beer that triggers gout. Thank you!

2 Useful Expressions to Inform

I don't think you understand correctly. の別の言い方を練習しましょう。

a. You have no idea.

☞「まったく分かってませんね」という直接的な言い方です。

b. You have a lot to learn.

☞「あなたには学ぶべきことがたくさんあります」ですから、前向きですがやや高圧的でもあります。

c. There's a lot more you need to know.

☞「(少しはわかってるけど) まだまだ知るべきことが多い」といういくらか建設的なニュアンスです。

d. Were you listening?

☞ これは少し違って「ちゃんと聴いていましたか?」と尋ねています。

3 Listening & Substitution Practice   Audio 51

音声を聞いて空所を埋め、〈1 Dialogue〉の代わりとなる表現を学びましょう。それぞれ〈1 Dialogue〉のA～Hに対応しています。正しい表現は一つではありません。

A. Can you tell me ＿＿＿＿＿＿＿＿ ＿＿＿＿＿＿＿＿ ＿＿＿＿＿＿＿＿

＿＿＿＿＿＿＿＿ ＿＿＿＿＿＿＿＿ ＿＿＿＿＿＿＿＿ to do? 「何が分かった

か言えますか?」と、一緒に病気に向き合おうという気持ちを示します。

B. 「もちろんですよ」は ＿＿＿＿＿＿＿＿ ＿＿＿＿＿＿＿＿.「痛いらしいですね」は

＿＿＿＿＿＿＿＿ ＿＿＿＿＿＿＿＿ ＿＿＿＿＿＿＿＿

＿＿＿＿＿＿＿＿ ＿＿＿＿＿＿＿＿.

C. 「あまりお分かりではないようですね」と少していねいに言いたければ、

＿＿＿＿＿＿＿＿ ＿＿＿＿＿＿＿＿ ＿＿＿＿＿＿＿＿

＿＿＿＿＿＿＿＿. でもいいでしょう。

D. It was _____ _____ _____

_____ _____ _____. だと「数値を上げてい

たのはビールだったんですね」と言えます。

E. Any kind of alcohol _____ _____

_____ _____ _____. と言えばもっと簡単に

「どんな種類のアルコールも尿酸を体内に蓄える作用があるんですよ」と伝えられます。

F. もちろん _____ _____ _____. でも良いです。

What kinds of food should I _____ _____ _____ ?

とも言えます。

G. A wider _____ _____ _____

_____ _____ _____ think contain purine

body. だと「私たちが思っているより広い範囲の食べ物にプリン体が含まれています」と言え

ます。

H. _____ _____ _____ _____

the purine body and whether the food is healthy. で、「プリン体とその食べ物が健康的かど

うかとの間には何の（因果）関係もない」です。

4 Lecture

英文を読んで、下記の質問文に対して適切な答えを選びましょう。

分からせる

Our patient in the episode has begun to understand what he/she needs to do. What does "informed" as in "informed consent" really mean? It goes far beyond giving and receiving information. Any patient, when encountering new information on their disease, has a sense of anxiety and insecurity, as they are naturally worried about their physical conditions. 5 Also, the information given to them is often technical and requires a lot of education and professional training to comprehend. We cannot, therefore, expect them to be able to understand it or apply the understanding to further practical knowledge about what to do, even though they may readily say, "Ok, I understand" upon hearing the explanations about the 10 diagnosis, medication, and prognosis. It is the nurse's duty to make the patients realize that "I understand" does not guarantee that they have truly understood what precisely they need to know.

Comprehension Check

1. How do patients feel when they receive new information on their disease?
   a. They feel they have completely understood everything their doctors have said.
   b. They feel ready to understand what they need to do based on the information.
   c. They are normally worried about what may happen to them as they are sick.

2. Being informed
   a. is not as easy as many of us believe, as it is far more than receiving information.
   b. is about complete when the patient says "Ok, I understand."
   c. is the nurse's responsibility for the patient to begin to understand what to do.

5 非言語面について

声の大きさ

　どんな場合でも、適切な声の大きさを知り、実践することは大切な非言語能力です。相手が目の前にいるのか、離れたところにいるのか、周囲に多くの人がいるのか、そして話の内容によっても声の大きさを調整する必要があります。人前で、大声で患者の既往歴を聞くのは、プライバシーの問題にもかかわるので注意が必要です。反対に、広い場所でどのくらいがちょうど良い声の大きさなのかを知るにはある程度の経験が求められます。プロジェクターやエアコン、あるいは工事の音や飛行機の音がやかましくても、ボリュームを変えようとしない人がときどきいますが、その時点で「人に話を聴いてもらい、本当に『分かってもらう』ことに対して、どうでもいいと思っている」と受け取られても仕方ありません。看護師はさまざまな状況で、さまざまな人に、そしてさまざまな話題について話さなくてはいけません。そのときどきでどのくらいの大きさの声で話すのが適切なのかを気にかける姿勢を持ちましょう。

6 自由会話の練習　　　　　　　　　　　　　　　　　　　　　　　　Audio 53

　伝えたいことを本当に「分かってもらう」のは容易ではありません。患者に適切な行動をとってもらうために、正確に医療、健康情報を分かってもらうのは医療者の責任です。患者相手に練習はできませんから、家族や友人と「どのくらい分かってもらっているのか」確かめながら、練習しましょう。

A：来週のプレゼンテーションの準備できた？

_____

B：だいたいね。看護について疑問に思ったことを、本やネットで調べてくるんでしょう？

_____

_____

A：いや、そうじゃないと思うよ。本やネットもだけど、必ず看護師になった先輩にインタビューしなくちゃいけないんだよ。

_____

_____

B：そう？　でも、何のために？

_____

A：実際に看護職に就いている人にインタビューすると、その場で聞いた話からもっと別の質問を思いついて、表面的には分からないことが聞けるかもしれないからだよ。

_____

_____

B：なるほどね。それで今回の発表はいつもより時間が長いんだね。じゃあ、早く誰に聞くか決めて、アポ取らなくちゃ。

_____

_____

▶ Vocabulary

uric acid	尿酸
value	価値　◎ここでは「数値」。
cut down on	（消費量などを）削減する ◎"You must cut down on your fat intake."「脂肪の摂取量を抑えなくてはいけない」
gout	痛風
consumption	消費すること、消費量
keep ~ from -ing	～することを抑える、防ぐ ◎keep your audience from getting boredで「聴衆が退屈しないようにする」。
discharge	排出、放出する　◎「退院」の意味で使うこともある。
purine body	プリン体
nothing to do with ~	～と関係ない
look up for ~	～を探す、～を調べる
watch out for	～に気をつける
encounter	出会う、出会い
insecurity	不安、不安定さ
diagnosis	診察、診断
prognosis	予後
trigger	引き金
superficial	表面的な
underneath	～の下、～の根底

Communicate to Appreciate

患者に謝意を示す

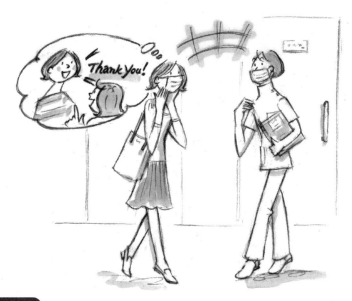

1 Dialogue

Audio 54

次の会話をパートナーと練習してみましょう。

A. あなた： Excuse me. Do you have a minute I can talk to you?

B. 相 手： Oh, hi! Sure. What is it?

C. あなた： I would like to say "Thank you" for the advice you gave me the other day.

D. 相 手： Oh, what did I say? What advice did I give you?

E. あなた： You told me that I should make myself clear. You said how good my English was, but I kept saying no. You then said I should acknowledge your compliment and say "Thank you."

F. 相 手： Oh, that! Yes, when people say something nice to you, you should just accept and appreciate it. We may need to learn Japanese politeness, but you should learn to say yes or no.

G. あなた： I agree. We are not good at saying "no" and need to learn to be clear. Thank you for your important lesson!

H. 相 手： You got it!

2 Useful Expressions to Appreciate

Thank you for your important lesson! の別の言い方を練習しましょう。

a. Thanks for the tip.

☞ Thank you よりも、または important lesson よりもインフォーマルで、「コツを教えてくれてありがとう」程度の軽いお礼です。

b. I appreciate your important lesson.

☞ appreciate を使うとよりありがたい気持ちを表現できます。

c. Your important lesson has taught me a lot. Thank you.

☞「あなたの貴重な教訓が多くのことを教えてくれた。ありがとう。」という丁重なお礼です。

d. I am grateful for the important lesson you taught me.

☞「あなたが教えてくれたことがとてもありがたい」と、ありがたい気持ちを表現します。

e. I would like to express my gratitude for your important lesson.

☞「いただいた大切な教訓に謝意を表します」という公式、正式な謝意を示します。

3 Listening & Substitution Practice   Audio 55

音声を聞いて空所を埋め、〈1 Dialogue〉の代わりとなる表現を学びましょう。それぞれ〈1 Dialogue〉のA〜Hに対応しています。正しい表現は一つではありません。

A. Hi. How are you today? _____ _____ _____

_____ _____ _____ _____

_____? 「ちょっといいですか？」と訊いて、時間があるかどうかを尋ねることを省くこともできます。

B. Certainly. という返事もできます。 _____ _____

_____ _____ _____ _____

_____? あるいは _____ _____? もこのような場合使えます。

C. _____ _____ _____ _____

_____ _____ what you told me the other day. で、「先日
教えてくれたことに感謝したい」と伝えられます。

D. 「何て言ったんだっけ？」は _____ _____

_____ _____ _____ ? です。後半部分は

_____ _____ _____ _____

_____ _____ _____ ? とも言い換えられます。

E. You said _____ _____ _____ _____.
と言っても同じです。_____ _____ _____

_____ _____ _____ "Thank you." と言うと、「恥
ずかしくてありがとうと言えなかった」となります。

F. You should _____ _____ _____

_____ _____ _____. と言うと、「素直に喜
んで『ありがとう』と言えばいいんだよ」と伝えられます。

G. We don't like to say "no", _____ _____

_____ _____ _____ _____

how the other person may feel. で「相手がどう思うか心配で、『ノー』と言いたくない」と説
明できます。

H. _____ _____. や、

_____ _____. で「どういたしまして」を伝えられます。

4 Lecture

英文を読んで、下記の質問文に対して適切な答えを選びましょう。

感謝する

Nurses are often thanked for the care and hospitality they provide for their patients, but they may also find themselves in a situation where they should show their gratitude to patients, colleagues and other medical professionals. Being humble and downplaying your merits may be considered a virtue in Japanese culture, but such attitudes are not always 5 appreciated nor even recognized by people from other cultures. They may feel strange and uncomfortable to hear you say, for example, "No, not at all. My English is terrible," when they praise your accomplishment in English communication. You, on the other hand, might feel uncomfortable accepting the praise, so you say "no," while meaning "yes." The dual 10 meanings in Japanese *hon'ne* and *tatemae* (本音／建前) are hardly accepted in international communication. Thank for whatever nice things said. Say what you mean, and mean what you say!

Comprehension Check

1. The Japanese downplay themselves, even when they are praised, because
   a. that is the rule in international communication.
   b. they believe it is polite to turn down the praise, even though they may be happy.
   c. they are confused by the contradiction between *hon'ne* and *tatemae*.

2. "Say what you mean, and mean what you say" means
   a. keep saying whatever comes to mind first.
   b. you can say what pleases another person, even though you may not mean it.
   c. try not to have any gap between what you say and how you feel about it.

5 非言語面について

話す速さ

　顔の表情や姿勢など、ほとんど無意識のうちに感情に影響を受ける非言語コミュニケーションをコントロールするのは困難ですが、最も調整しやすいのが声の使い方で、その中でも話す速さは変えられます。幼児や老人、また聴覚に障がいを持つ相手とは、気がつかないうちにゆっくり話していた、という経験はありませんか？　ここでは感謝の気持ちの表し方を学びましたが、心を込めて相手に謝意を示すとすれば、普通よりゆっくりとした調子になることに気がつくでしょう。言われたほうも、忙しくてバタバタとしているときに、どさくさまぎれのように「ありがとう」と言われても、場合によっては「え、何か言った？」と聞き返したくなります。常にゆっくり話したほうが真意は伝わりやすい、というわけではありませんが、状況や相手、話の中身によって話す速さを変化させてみると、意外なほどに明確に相手に伝わったり、相手と気持ちを共有したりできることに気がつくことでしょう。

6 自由会話の練習   Audio 57

　人から褒められてお礼を言うのは意外と難しいものです。反対に気持ちのこもっていない「ありがとう」はうれしくありません。素直な気持ちで感謝の気持ちを伝え、反対に言われたらそれに答える場面を想定し、複数の表現を練習しておきましょう。

Ａ：英語、すごくうまいよね。外国人の患者さんと話すの聞くたびにうまくなってる。どうやって勉強とか、練習してるの？

_____

_____

Ｂ：いや、まだまだ全然だよ。あなたのほうこそ物おじしないで堂々と話してるじゃない。見習いたいくらいだよ。

_____

_____

Ａ：ありがとう。そう言ってくれると少しは自信につながる。でも、私のは勢い。あなたのは本物だと思う。

_____

Ｂ：そうかな。でも、ありがとう。英語使って患者さんと分かり合うには、文法とか語彙力とか地道な努力に加えて、度胸も必要ってことだよね。

_____

_____

A：お互い学び合い、補い合いながら実力を伸ばせたらいいね。これからも教えてね。

_____

_____

B：こちらこそ、よろしく。

_____

▶ *Vocabulary*···

advice	助言、アドバイス ◎不可算名詞なので、「二つの助言」は two pieces of advice。動詞は advise。
compliment	賛辞、お世辞
accept	受け入れる、受容する
appreciate	感謝する、ありがたく思う　◎他動詞なので it などの目的語が必要。
politeness	ていねいさ、敬意
good at	得意な　◎at の後には名詞か動名詞がくる。
embarrassed	（人が）恥ずかしい　◎embarrassing situation「恥ずかしい［ばつの悪い］状況」
pleasure	よろこび、光栄なこと
gratitude	感謝の気持ち
hospitality	もてなし、ホスピタリティ
colleague	同僚
virtue	美徳⇔vice「悪徳」
praise	称賛、称賛する
humble	控えめな、謙虚な
downplay	～を控えめに扱う
hardly	ほとんど～ない ◎否定語なので注意。Eg. He hardly knows me.「彼は私のことをほとんど知らない」
reservation	不安の念 ◎ここでは「予約」ではなく、あと一歩が踏み切れない気持ちを表す。with no reservation だと「無条件で、遠慮なく」の意。reserved は「遠慮した」。
accept	受け入れる

Communicate to Celebrate

患者の回復、退院を祝福する

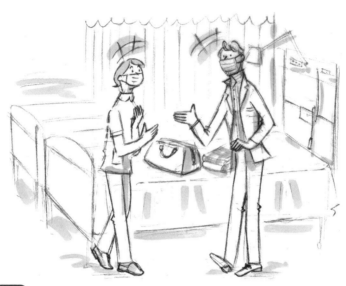

1 Dialogue

Audio 58

次の会話をパートナーと練習してみましょう。

A. 相 手：My doctor has just signed my discharge permission paper. I'm going home!

B. あなた：Congratulations! I am so happy for you and your family, especially for your kids. They must have missed you a lot.

C. 相 手：Thank you so much. Oh, I'm the one who missed them so much. I know I will have to take it easy for a while before I can go back to my normal life.

D. あなた：You are right. Don't push yourself too hard. Again, I am so happy that you chose our hospital, and are able to leave us earlier than we all thought.

E. 相 手：Me too. I will never forget everything you did for me.

F. あなた：It's been our pleasure and pride. We don't want you to come back as a patient, but please visit us and let us know how you are doing.

G. 相 手：I'll do that. Thanks!

2 Useful Expressions to Celebrate

I am so happy for... の別の言い方を練習しましょう。

a. I am so glad to see you get together again with your family.

☞「ご家族とまた集まれてよかったですね」と、何がおめでたいのか具体的に指摘できます。

b. Seeing you leave us makes us happy.

☞ 別れはつらいはずですが、ここでは「あなたが去るのを見ることが私たちを幸せにする」と言っても
いいでしょう。

c. I'm so proud of you.

☞「私はあなたを誇りに思う」は最大の誉め言葉、祝福の表現です。
患者さんが懸命に努力した結果、早く退院できたときにこそ適切な表現です。

d. It always makes us happy to see you discharged, though we miss you.

☞「あなたがいなくなるのは寂しいけど、退院するのを見ると幸せな気分になれる」という
正直な気持ちを表します。

e. Don't come back!

☞「もう帰ってこないでよ!」と、退院のうれしさを少し違った方法で表現できます。

3 Listening & Substitution Practice

Audio 59

音声を聞いて空所を埋め、〈1 Dialogue〉の代わりとなる表現を学びましょう。それぞれ〈1 Dialogue〉
のA～Gに対応しています。正しい表現は一つではありません。

A. ＿＿＿＿＿＿＿ ＿＿＿＿＿＿＿ ＿＿＿＿＿＿＿ ＿＿＿＿＿＿＿

＿＿＿＿＿＿＿ ＿＿＿＿＿＿＿.「先生が退院を許可した」とも言えます。

B.「おめでとう」「よかったね」は Fantastic. などでも表せます。You must be happy (thrilled)

＿＿＿＿＿＿＿ ＿＿＿＿＿＿＿ ＿＿＿＿＿＿＿ ＿＿＿＿＿＿＿

＿＿＿＿＿＿＿ ＿＿＿＿＿＿＿.「ご家族とまた一緒になれてうれしい（わくわ

くする）でしょう」とも言えます。

C. I missed them _____ _____ _____

_____ _____. 「子どもたちより私のほうが寂しかった」でも

同じです。_____ _____ _____

_____ _____. 「少しのんびりします」でもいいでしょう。

D. _____ _____ _____

_____ _____. 「自分に厳しくなり過ぎないように」でも同じ

気持ちを言い表せます。You are now leaving us _____ _____

_____, _____ _____ _____

so hard. 「予想より早く退院できるのは、あなたが一生懸命努力したからよ」も可です。

E. I am so happy too. _____ _____ _____

_____ _____ _____ _____.

「私もうれしいです。どうお礼を言えばいいか分かりません。」と言っても深い感謝の気持ちを

表現できます。

F. We are pleased _____ _____ _____

_____ _____ _____. と言うと「あなたのお

世話をできたのは私たちもうれしい」と伝えられます。友達として訪ねてきてもらいたいので

あれば、Come visit us. _____ _____ _____

_____ _____. でしょう。

G. _____ _____. 「きっとそうする」と力強く答えてもらうとう

れしいですね。

4 Lecture

英文を読んで、下記の質問文に対して適切な答えを選びましょう。

祝福する

We celebrate one another when something good has happened or someone has worked very hard to accomplish something. While nobody can control their health or circumstances that lead to injuries, you need to work as professional health care providers and to help the patients recover so they can go back to work, school, family, etc. Likewise, patients have to work 5 hard, perhaps harder than the medical professionals to get better. When they do get well enough to leave the hospital and your care, they are more likely to show their happiness, excitement and appreciation through one universally common expression: smile. It is that smile that makes you feel good about yourself and your work as a nurse. That smile gets you 10 going too. As long as you have that smile, not much verbal communication is necessary to congratulate your patients on their recovery. So, smile!

Comprehension Check

1. Who needs to work hard for the patients to get better?
   a. Only the doctors and nurses.
   b. Only the patients because it is their own health.
   c. Both medical professionals and patients.

2. How does a patient's smile help you as a nurse?
   a. It further motivates you to continue to work as a nurse.
   b. It helps you decrease the amount of verbal message in your communication.
   c. It does not help nurses, but it only makes patients happy.

5 非言語面について

空間

　私たちは身体の周りに「泡」を持っていると言われます。シャボン玉の大きな泡を連想すると分かりやすいですね。ほとんど透明で目に見えないけど、割れないように大切にしたい泡を「個人スペース」と呼びます。文化や年代、性によって、そして人によってその泡の大きさは異なります。その中で、知らない人、あるいは会ったばかりの人との間に置きたい距離が、新型コロナの感染によって有名になった「ソーシャルディスタンス」（社会的距離）です。看護、医療という人との距離が普通以上に密接になりやすい環境では、患者との適切な距離をどう確保するかは非言語コミュニケーションの大切な課題です。遠すぎても、近すぎても良くない状況はたくさんあるでしょう。でも、患者さんが病気やケガが治ってうれしそうに退院するときは、できるだけ近くに寄って、喜びとうれしさを共有したいものですね。

6 自由会話の練習

Audio 61

　看護の場面では、難しい、あるいはつらい内容の会話をすることもあるでしょうけれども、うれしい、おめでたい場面もあるはずです。そんなときは、最大限、相手と一緒になって喜び、回復や努力、あるいは出産など、おめでたいことを心の底から祝福することも大切です。

A：おめでとう！

_____

B：え、何が？

_____

A：留学試験の結果に決まってるじゃない！

_____

B：ありがとう。でも、どうして合格したって知ってるの？

_____

A：顔に書いてあるから、「合格」って。

_____

B：ありがとう、うれしい。おまけに奨学金までくれるんだって。

_____

_____

A：えー、最高じゃない！　心からお祝いする。あれだけがんばってたから、きっと合格するって信じてた。

_____

_____

B：そんなに自分のことのように喜んでくれて本当にうれしい！

_____

▶ Vocabulary··

celebrate	祝福する ◎celebratedだと「著名な、高名な」、celebrityだと「著名人、（つまり）セレブ」。
discharge	退院
permission	許可
miss	いなくて寂しい ⇨ Lesson 5 ▶ Vocabulary: **miss**
take it easy	ゆっくりする、あせらない ◎この場合のeasyは「簡単」よりも「楽」の意味合いが強い。ほかに「力を弱めた状態」などを指す際にも使う。
normal	普通の、異常がない状態⇔abnormal　◎名詞はnormで、「規範」を指す。
pride	誇り
authorize	（正式に）承諾する、承認する
fantastic	素晴らしい
thrilled	ワクワクする、興奮する
accomplish	達成する
circumstance	状況
likewise	同様に
universally	広く、世界的に
common	共通の、広く知られた　◎ common sense は「常識」
congratulate	祝福する、お祝いを言う ◎前置詞はonをとるので、He congratulated me on my success.「彼は私の成功を祝ってくれた」。

▶著者について………………………………………………………………………………………………

宮原 哲（みやはら・あきら）

西南学院大学外国語学部教授。ペンシルベニア州立大学学術博士（Ph.D.）。研究テーマは「コミュニケーションの異文化比較」「受療行動を促進し、効果的に行うための、医療者と患者・家族とのコミュニケーション行動」、「「患者力」の研究」、「対人コミュニケーション論、特に医療コミュニケーション」、「コミュニケーション・コンピテンスの日本式類型」。著書に『新版　入門コミュニケーション論』（松柏社）、『治療効果アップにつながる患者のコミュニケーション力──医師との会話・失敗例と成功例をケースごとに解説』（共著、朝日新聞出版）など。

川内規会（かわうち・きえ）

青森県立保健大学健康科学部健康科学総合教育部門大学院対人コミュニケーション研究室教授。学術博士（Ph.D.）。専門はコミュニケーション学（異文化・対人コミュニケーション、医療分野のコミュニケーション）、日本の医療通訳の研究。青森県初の医療通訳養成研修を企画・実施。

Care to Communicate, Communicate to Care
ケアするコミュニケーションをめざして

2024 年 4 月 10 日　第 1 刷発行

著　者　宮原 哲／川内規会

発行者　森　信久
発行所　**株式会社　松 柏 社**
〒 102-0072　東京都千代田区飯田橋 1-6-1
TEL　03 (3230) 4813（代表）
FAX　03 (3230) 4857
http://www.shohakusha.com
e-mail: info@shohakusha.com

本文レイアウト・組版　　株式会社インターブックス
装画・本文挿絵　　　　　永野敬子（有限会社ハイゼアスタジオ）
装幀　　　　　　　　　　小島トシノブ（NONdesign）
印刷・製本　　　　　　　中央精版印刷株式会社

略号＝791

ISBN978-4-88198-791-9